JN027631

日本のコロナ対策はなぜ迷走するのか

Kami Masahiro
上昌広

構成・倉重篤郎

毎日新聞出版

はじめに

倉重篤郎（毎日新聞客員編集委員）

新型コロナについて、1つの解けない疑問を抱えていた。

簡単なことだ。コロナにかかっているかどうか、を判定するPCR（ポリメラーゼ連鎖反応）検査のことだ。なぜ、日本ではその必要性を多くの人が認めながら、検査件数を増やすことができないのか。

検査拡充の重要性については繰り返すまでもない。無症状感染者が多いということのウイルスの特性からして、街中に潜むステルススプレッダー（見えない拡散者）を見つけ出し感染源を断つ。医療、介護などに携わるエッセンシャルワーカーを優先検査して、社会に最低限必要な労働を確保する。感染、非感染の透明度を高め経済活動を活性化する。検査データの増強、蓄積を高次の対策につなげる。世界の潮流も検査増にある。

ただ、日本だけがそれに不熱心だった。一時は37・5度の熱が4日間続かないと、検査を受ける資格さえなかった。資格を得ても保健所の目詰まりから手続きがなかなか進まなかった。あまりにも検査のハードルが高く、その間に重症化、場合によっては死に至るケースがあったと騒がれた時期もあった。その傾向は、安倍晋三首相が5月、検査を増やせ、と命じてからも続いた。

どうもコロナ対策を主導する厚労省など「感染症ムラ」の人々が検査拡大に抵抗しているようだ、との噂は聞こえて来た。だが、その動かぬ証拠を確認できたのは最近だった。「新型コロナ対応・民間臨時調査会」（小林喜光委員長）が２０２０年10月に出した報告書で明らかにしてくれた。それによると、首相指示と同時に厚労省の一部役人が内部限りの資料を用い、官邸中枢と一部有力国会議員に対し「広範な検査の実施には問題がある」と説明していた、というのだ。行政の最高責任者が検査増を命じるそのすぐ脇で、所管官僚がひそかにその火消しに回っていたわけである。これでは、検査が増えるわけがないではないか。

ではなぜ感染症ムラはPCR検査の拡大にかくまで消極的だったのか。否、邪魔立てまでしたのか。その謎解きをしてくれるのが上昌広氏である。東大医学部卒の臨床医である。かつてはムラ人でもあったので内部事情に詳しい。ただ、考えるところあり、その世界からはドロップアウト、現体制に何の忖度もない。よって、歯に衣を着せぬ論評になった。

冬を迎え、北半球ではコロナが再拡大し始めた。欧州では感染者数が急増、主要各国が次々にロックダウンに入っている。米国でも当選を確実にしたバイデン大統領候補が、感染拡大収束に向け専門家チームを設置、トランプ時代とは異なる姿勢で対策に当たることを表明した。

日本も他人事ではない。11月に入り感染者数は連日1000人を超え、政府の新型コロナウイルス感染症対策分科会（尾身茂会長）が11月9日「急速な感染拡大に至る可能性が高い」として、対策強化を求める緊急提言をまとめた。第三波入りはほぼ確実とみられる。

迷走を続けて来た日本のコロナ対策の真価が問われる局面が再びやってきた。P

CR検査不拡大のツケが今後どう出てくるか。上氏の批判、提言にまた耳を傾けるべき時が来たと感じている。

上氏には最新コロナ事情だけでなく、コロナとどう共生するのか。どうコロナから身を守ればいいのか、も聞いた。時代の必読書としてお読みいただきたい。

日本のコロナ対策はなぜ迷走するのか／目次

ブックデザイン　鈴木成一デザイン室

日本のコロナ対策はなぜ迷走するのか

第1章

「日本1人負け」の深層

現状を知り、必要なことを考える

新型コロナウィルスが再び拡大し、欧州各国が次々にロックダウン導入の措置を取り始めている。10月下旬には1日当たりの新規感染者数が13万人を超え、日本と比べると、異常なペースで増えている。欧州各国は、第一波の時のような医療崩壊を避けるため、夜間の外出禁止令など厳しい移動・接触制限の再発動に踏み切った。

スペインは10月25日、2度目の国家非常事態を宣言、当初は2週間としていた緊急事態の期間を2021年5月まで延長すると発表した。

第一波で手ひどい打撃を受けたイタリアでは、第二波でも感染が拡大中だ。10月25日、映画館・劇場・プール・ジムを閉鎖、午後6時にはバーやレストラン、アイスクリーム店を閉店する措置を発動した。飲食店で一緒にテーブルに着席できるのは4人までで、イベントだけでなく結婚式、洗礼式、葬式の集まりも禁止された。

フランスでは、10月30日から12月1日までの一カ月間、全土でロックダウンを実施。パリを含む都市圏で午後9時から午前6時まで外出が禁止され、レストランや劇場、映画館が閉鎖された。外出申請書や身分証明書の携帯が義務付けられ、違反者には135ユーロの罰金が課されるという。

米国も同様だ。死者24万人、感染者は1030万人（11月10日現在）とすでに世界最多であるが、11月1日以降は1日の感染者数が10万人を超えるなど、深刻な事態に陥っている。4月は北東部、7月は南部で感染が拡大したが、今回はノースダコタやサウスダコタ、ウィスコンシンなど中西部やロッキー山脈にかかる山岳部を中心に増えている。入院患者も急増しており、ケンタッキーやオクラホマなど6州では1週間で過去最多の死者数を記録、イリノイ州シカゴは夜間外出禁止令を出し、6人以上の集会を避け、夜10時までに集まりを終えるよう呼びかけている。

欧米に比べて日本はどうか。緊急事態宣言は4月7日に発動されたものの、5月25日にそれが解除されて以降は行政による強制措置は取られていない。それどころか、ホテル代など宿泊費や旅客運賃などに国から補助の出る「Go To トラベルキャンペーン」を7月からスタートし、10月からは東京発着もその対象にするなど、欧州とは対照的に一気に規制を緩める傾向にある。入国制限も同様だ。帰国2週間の待機措置を免除、一部地域の渡航中止勧告も解除していく方向だ。

一方の感染者数はどうか。厚生労働省によると、感染者は10万5941例、死亡者は1809人、入院治療等を要する者は7601人、退院又は療養解除となった者は9万6461人となっている（11月7日現在の累計）。感染者、死者数共に欧米に比較すると圧倒的に少ないが、連日数百人レベルでの推移していた新規感染者の数が11月に入り、連日1000人を超え始めた。11月10日には1285人の感染が確認され、大阪府では過去2番目に多い226人、東京都で293人、北海道で163人の感染が判明した。死者数も15人増えた。11月11日、日本医師会の中川俊男会長は定例会見で「第三波と考えていいのではないか」との見解を示した。

一方で、PCR検査件数は、2月18日～11月5日までの国内（国立感染症研究所、検疫所、地方衛生研究所・保健所等）における総実施件数は、

328万2830件で、1日あたりの最大検査能力は10万3000件となっている（11月5日時点）。

こういった数字をどう読み、明日のコロナ対策をどう展望するか。確かに、欧米比較では日本のコロナ禍はまだいい方に見えるが、アジア各国と比べると、また別の側面がみえてくる。コロナ発祥国であり一時はその感染蔓延の状況に世界の耳目が集まっていた中国がその後徹底的なコロナ撲滅作戦を展開、それが奏功し、最近出たデータではその累計感染者数では日本が中国を追い抜くことになった、という事実も無視できない。

菅義偉政権は、経済と医療のバランスの中では経済を重視する姿勢を鮮明にしており、2021年夏には縮小した形でも東京五輪開催を断行したい、という強い意向を持っている。2020年末から2021年に向けて人の往来が活性化せざるを得ない状況で、表面的には欧米に比べ少ない感染者数で済んでいるが、潜在的に日本はコロナ蔓延の温床を形成しつつある、と言っていい。となると、現状のPCR検査能力や医療体制からすると、その政策の行き着くところ、第一波、第二波以上の感染拡大と医療体制の崩壊、そして経済活動の停滞という悪循環が生じることも十分念頭に置く必要がある。

ここからは上昌広・医療ガバナンス研究所理事長に聞く。上氏は血液・腫瘍内科学、真菌感染症学、メディカルネットワーク論が専門の臨床医師だ。現場からの視点にこだわり国の医療行政を批判、コロナ問題についても最新の知見、研究成果に基づき、テレビ、雑誌などで精力的に発信してきた人物だ。

彼の目には第三波到来を迎える今の日本がどう見えるのか。

1 コロナと共存する数年間のために

――欧州でコロナ蔓延が深刻化しています。

上　冬場になるから当然増えます。日本もいずれそうなると思いますよ。すでにコロナウイルスが国内で循環しています。一方、インフルエンザは違います。というのも日本は今国を閉ざしている、鎖国しているからなのです。だから、まだインフルは上陸していません。

――出入国管理庁のホームページを見ると、「上陸申請日前14日以内に152の国、地域に滞在歴のある外国人等については特段の事情がない限り上陸を拒否する」（11月1日現在）となっています。コロナウイルスが国境線を越えて入ってこないようにするための水際措置ですが、言われてみると一種の鎖国ですね。

上 そうです。鎖国なんですよ。インフルもコロナも、ウイルスとして人間にまとわりついてくるものですから、海外からの渡航が制限されるとウイルスそのものも入ってこれないものなのです。

その証拠に2001年の9・11の米国へのテロ攻撃事件の年は、米国ではインフルが流行りませんでした。米国に入って来る飛行機便を徹底的に削減、コントロールしたからです。ハーバード大がそういう研究をしています。今の日本もそれと同じで、インフルもコロナもウイルスが現時点では水際で防がれているということです。

日本の場合は、インフルはそもそも年末以降に流行《はや》る病気です。赤道から熱帯にかけての地域は1年中流行っているのですが、温帯地域ではそれが南半球から北上して冬場に流行る、というのが相場です。2019年だけはあのワールドカップラグビーの開催があり、9月に南半球から大量のファンが来日したので、発症が早かったのですが、通常は12月から1月にかけて流行るのです。

――その意味では欧州は往来規制が緩やかです。

上　欧州の国境は、日本ほどには閉じていません。ウイルスの性質の差や民族的な免疫体質や生活習慣など、コロナ感染をめぐる欧州と日本の差はいろいろありますが、実はこの外国との往来規制のあるなしが、コロナ感染状況を決定付ける大きな因子になっています。

――でも、日本は今後は段々と往来規制を緩和する方向です。

上　経済がピンチになっているので、今後は国境線を開けようと言っていますね。

2021年の五輪もやると言っています。ということは、世界に向けて国境線を開放せざるを得ない。ただ、本当にそれで大丈夫なんですか、というのが私の率直な疑問です。今のPCR検査体制と医療体制で、感染が激化した時に、第一波以上の経済、医療の悪循環に陥らずに済むんですか、と言いたいですね。

私たちのチームが都内・新宿で運営しているクリニックには、中国人留学生が大勢診察を受けに来られます。子宮頸がんワクチンを打ちに来られる方が多いのですが、彼らが一様に言うのは、ご両親が日本のコロナ感染状況を心配しておられる、ということです。危険だから早く戻ってこい、と言われるらしいのです。中国の方々のイメージは、圧倒的に日本は危険だということなのです。これは日本人の自意識と全く異なっていますよね。ことほどさように、日本は東アジア各国からは感染蔓延国と見られているんです。未チェックの無症状感染者が街中に大勢いることが警戒されているのかもしれません。

――日本政府にはそういった認識はないでしょうね。

上　ありませんね。10月26日の菅首相の所信表明演説を聞いてがっかりしました。コロナ対策の項では、「重症化リスクの高い高齢者や基礎疾患を有する方に徹底した検査を行うとともに、医療資源を重症者に重点化します」と言いました。PCR検査は重症者中心にすると言い切ったのです。我々が一貫して主張している、無症状感染者こそ、あるいは医療、介護、教育、食品販売などに従事するエッセンシャルワーカーこそ検査対象にして、経済と医療を両立させる方式には、今回もまた目を向けてくれませんでした。世界からどう見られているか、という意識がありません。日本はクリーンである、街中に無症状感染者はいませんよ、というイメージを首相演説で発信することが重要なのに、そうはならなかった。

演説ではPCR検査については「地域の医療機関で1日平均20万件の検査能力を確保します」と言いました。中国青島では、1000万人のPCR検査を一気に5日間でやりました。米国、欧州も検査件数のケタが違います。コロナが流行ってこの1年間一体何をやってきたのか、と正直言って思います。ボトルネックになっている保健所に対しても抜本的対策を講じてこなかった。そのツケが演説から滲《にじ》み出ているような印象を受けました。

――この体制で国境線を開けると、どうなりますか？

上　爆発的に感染者が増える可能性があります。今現在新規感染者が出ているのはウイルスが日本国内をぐるぐる循環し、まだ、それを撲滅できていない状況のなせるわざです。検査量が少ないので、どこにだれがどうなっているのか、正確な実態はわからないのですが、内部循環型です。国境を開けると、しかも真冬に無防備に開けると、ウイルスが大量に入って来る可能性があります。今後の方針として政府は、滞在72時間以内のビジネス関係者の入国を認める方向だといいますが、インフルが恒常的なアジアやコロナが深刻な欧州が対象になれば内部循環型とは別のウイルスが入ってきてインフルもコロナも感染者が増えます。やっていることが滅茶苦茶なんです。

――五輪には、やはり無理がありますね。

上　五輪を本当にやりたいのであれば、徹底的にクリーンになるしかありません。外国から、日本は危険だから早く帰ってこい、と言われるようでは無理です。選手も見物客も来てくれませんよ。にもかかわらず、菅首相は所信表明でそれをやらないと宣言したに等しい。本来有効に配分されるべき医療資源が重症者だけにあてられ、資源余力がないという誤ったメッセージになったような気がします。

これは世界の趨勢とも符合しません。世界では各国がいろいろ工夫して、検査のための様々なリソースを生み出してきています。最初は集団免疫方式を検討し、PCR体制の整備に手間取った英国でさえ、最近は検査件数を相当数増やしてきて、いまや全国民に対してできるような体制になっています。英国首相は1日1000万件検査できるムーンショット（大規模先行投資）作戦をぶち上げているようですが、それに対して日本の首相は、無症状感染者対策を先送りして20万件と言う。この落差は大きいと思います。

——なぜ、いつまでたっても日本はＰＣＲ検査を世界並みに拡大できないのでしょうか。

上　それは厚生労働省の医系技官問題ですよ。彼らがこの件を仕切っており、政治家ではなく彼らが対策を決めているからです。

——医系技官問題については第２章で詳しくお聞きします。

上　１つだけ申し上げましょう。２０２０年10月25日付けの毎日新聞に鈴木康裕・前厚労省医務技監（８月７日付退官）のインタビューが出ています。コロナ対策の医系技官トップだった人物です。「医師が必要と判断した患者は全て検査できるようにする、というのは正論だが、そうした場合にも検査ができなかった。それについては我々は頭を下げるしかない。申し訳ないと言うしかない」と謝罪していますが、一方で「陽性と結果が出たからといって、本当に感染しているかを意味しない。ウイルスの死骸が残って、それに反応する場合もある」とも語っている。

陽性が必ずしも感染とは言えない、ウイルスの死骸にも反応してしまう、と言うのですが、これが果たして専門家のレベルの発言なのかと率直に思います。5日間で1000万件検査する中国でも、世界のどの国でも偽陽性をここまで気にする国はないんです。世界各国がPCR検査を増強させてそのエヴィデンスを積み上げてきているんです。実際に中国はこれを使って国内ウイルスの撲滅作戦に成功しました。日本の医系技官はそういった世界の経験に何を学んでいるのか、ということです。PCR検査に遅れをとることになった数カ月前に言っていることと全く変わっていません。そのことを、上に立つ政治家、厚労相や官房長官、首相も問題視しない。これではいつまでたってもPCR検査は増えません。

——第二波が猛威を振るう欧州ですが、第一波との差はありますか。

上　1つ顕著な変化は、死者が減っていることです。欧州に限らず日本でもそうです。多くの国の共通点かもしれません。その理由は、コロナ治療における医療管理の質が向上したことだと思います。第一波で亡くなった方の死因の多くは肺炎でした。コロナによる肺炎死の特徴として、一見無症状で診断と治療が遅れるうちに炎症が随分と進んでしまうケースが多かったことがわかっています。英国の研究グループがそれに着目して、その間にステロイドホルモンを使ってみたら、それがかなり効果を上げた、という結果が出たのです。このことが医療管理技術を向上させ、無症状段階でも肺炎が深刻化することがありうるとして、早い段階での医療介入が可能になってきた。これが肺炎での死者数減に大きく貢献したと思います。

一方で、第二波では別の傾向が出るようになっています。心臓の筋肉（心筋）の炎症とか、自己免疫疾患や神経障害のような長期的合併症をもたらすのではないかということが新しい研究テーマになっています。つまり、テーマが変わっているのです。医療、研究雑誌を読むと、世界中がそれに関心を持ち始めていることがわかります。

――第二波でウイルスが変異したということは？

上　当初、新型コロナウイルスはどんどん変異すると言われました。ウイルス一般は、感染者が増えれば増えるほど、分裂すればするほど確率論的に変異のリスクが高まりますので、ある意味当然の予測でした。ですが、実際のところ、大きな変異はないのではないかと見られています。

ウイルス研究として、第一波でわかったことは、世界の地域地域によってウイルスの性質が違うということでした。例えば、米国の東海岸と西海岸では、同じ国民、民族であるのに致死率は西が低く、東が高かったので、民族差というより、ウイルスの地域差があるということになりました。アジアで言えば、シンガポールからはウイルスが弱毒性だったことが報告されています。では、コロナウイルスに対する免疫体質、重症度、致死率で人種、民族的格差はあるのかないのか。こちらの方はまだ研究途上です。

ウイルスの遺伝子というのは、それを見つけてきてゲノム解析すればその正体はある程度つかめ、それと感染との相関関係を調べれば、因果関係がわかるのですが、人の遺伝子というのはずっと複雑で、感染との相関関係を調べるには、大量の感染者のサンプルが必要になってきます。

これまでの研究でわかってきたのは、ABO型血液型が関係しているとか、3番染色体の遺伝子が関係しているとか、ネアンデルタール人から交雑してもらった遺伝子が欧州人や南アジア人に多く、そこに感染との相関関係があるのではないか、といったことです。大量の感染者がいて、ある特定の遺伝子との関係を調べるんです。それが第二波の直近の研究です。遺伝子の民族差が感染に影響することがそういう形でわかってきています。

――欧米とアジアの民族的遺伝子の差が感染格差につながっているという可能性は?

上　あるでしょうね。ウイルスのゲノムも違えば人の遺伝子も違う。現段階で言えるのは、コロナ感染に与える影響ではいずれも欧米の方がきつい。だから欧米の被害は必然的に大きくなる。東アジアはそれに比べると格段に小さくて済んでいる。先ほどお話しした渡航制限など国境措置とは全く別の要因です。

第一波の段階では、人の遺伝子が感染格差に影響することはわかりませんでした。人体に侵入するウイルスの遺伝子だけが決定要因だったのです。第二波になって人の遺伝子も関係するとわかってきた。新型コロナに限って言えば、アジア人の方が深刻化しないというんですよ。

――医療管理技術の向上で肺炎で死ぬ数も減り、アジア人の遺伝子を持っている限り、今の新型コロナウイルスに対してはそれほど心配する必要はないと？

上　そうではありません。これはあくまで短期的な死亡のデータからの推論で、長期的なデータによるこのウイルスのもたらす害については、まだわかってないことが多いのです。心不全を起こしやすくなるとか、自己免疫疾患を起こしやすくなる、とかはまだ未知数なのです。第一波の肺炎で大勢の方が亡くなる状況はある程度克服できたが、第二波、第三波に何が来るか。心臓疾患、あるいはそれ以外の神経の合併症などは、これから出てくるので、長期的影響がどうなるかの追跡調査、議論が必要になってきます。

——まだまだ警戒すべき点が多いと。

上　ということもこれあり、新型コロナを単なる風邪とは言わなくなったと思います。普通の風邪がこういった形で心筋とか神経に合併症を起こすことは通常は考えられないからです。急性期（症状が急に現れる時期、病気になり始めの時期）の症状判断、治療はやりやすい、わかりやすいのですが、5年後、10年後の合併症なんてのはなかなかわかりません。第二波では、そういう話題がホットなテーマとして、「ネイチャー」などの科学誌で議論されているのですが、厚労省も専門家分科会も、どの程度フォローしているのか心配になります。国民世論の関心は多分そちらに移っているのだと思いますが、そのニーズに応えることなく、数合わせの議論ばかりしているように見えます。

――この新型コロナウイルスとのつきあい、これからどのくらい続くのでしょうか？

上　数年かかるのでしょうね。第1次世界大戦時に流行ったスペイン風邪でも2年かかりました。あの当時に比べると、国際的交流はあらゆる分野で格段に進んでいます。

――そう考えると東京五輪、本当に大丈夫なんでしょうか？

上　先ほどの遺伝子解析話で、コロナ感染の度合は、ウイルスの差だけでなく、民族的遺伝子の差もまた相関するのではないか、ということを申し上げました。ウイルスだけの問題であれば、欧米人は日本の弱ウイルスに対してはそれほど心配することはありません。安全なんですよ。ところが、遺伝子の民族差が影響するとなると、無症状感染者が街にあふれている日本に欧米人は来たくない、と思うでしょう。重ねて申し上げますが、菅首相が本当に五輪をやりたいのであれば、ある意味で中国のような状態までもっていかないといけない。

――そういう認識は五輪関係者の間にあるのでしょうか？

上　少くとも私は聞いたことがないですね。我々は医療の現場にいますので、先ほどの中国からの留学生のご両親の話などが耳に入ってくるのでわかるのですが、日本は外国人にとって相当危険な国になっています。もちろん、日本に来ている外国人が日本を悪く言うことはありませんが。

——数年はコロナと共存する、ということで覚悟を決めるしかないですね。

上 そう思います。ただそうなると、ワクチンのことが気になりますね。

——ワクチンについては、直近のファイザー製を含めて第4章で詳しくお聞きします。

上 一言申し上げておきましょう。「ブリティッシュ・メディカル・ジャーナル」という英国医師会が作っている雑誌で最近立派な論考が出ました。趣旨として曰く。「コロナワクチンは、感染者を減らすことを目標にしているが、感染者の大半が無症状者、軽症者であるというコロナの特性からすると、感染者減に果たして意味があるのか。むしろ、重症患者を減らし、死者を減らすことを目標にすべきではないのか」と。私は極めて真っ当な議論だと思いました。これが本来あるべきコロナワクチン論ではないか。日本の医学界ではなぜかそういう議論にはならない。官僚統制のなれの果てのような気がします。日本学術会議もそうではないかと思っています。

——日本学術会議の話が出ました。例の官邸の人事介入問題にご意見は？

上　菅政権の対応は論外ですが、学術会議自体もおかしいと私は思います。世界中の学者は政府機関ではなくほとんどが民間でやっています。その世界標準に合いませんし、学術会議は唯一、法に基づき政府に勧告できる組織なのですが、勧告せずに提言ばかり出してます。提言であれば私でもできます。学術会議というのは戦後にGHQが左派対策で作ったものだと聞いています。

——数年間はコロナと共生せざるを得ないとなると、どういう心構えが必要なのでしょうか？

上　究極的にはどう自分を守るか、ということでしょうね。そのためには、勤務医でも開業医でも構いません、ある程度は信頼できる医師をお友達にすることじゃないでしょうか。コロナかかりつけ医を作ることです。それに尽きますね。関心のある先生方はきちんと世界の動きをフォローしているはずです。

――自らを守るには何を注意すべきでしょうか。生活、仕事、その他で。

上　どんなリスクが想定できるかによって、対応も全く変わってくるので一般論はありません。年配のご両親がいる人は感染を注意するしかない。それも検査に尽きるんです。世界ではもう抗原検査は5ドル（500円）でできるようになっています。やがて日本にも導入されるでしょう。リスクが高い人はどんどん自分でやればいいと思います。

――マスクはどの程度まで有効ですか？

上　状況によって異なります。日本では「３密」を避けることが大切と言われています。これは「密閉」「密集」「密接」のことですが、実は肝心な点が抜けています。それは「しゃべらない」ということです。コロナウイルスはしゃべるときの唾に含まれて、周囲にうつします。集団感染が生じた居酒屋、屋形船、カラオケ、合唱団、相撲部屋など、すべて「大声でしゃべる」ところです。興味深いのは満員電車です。「３密」の定義を満たしますが、集団感染は報告されていません。これは誰もしゃべらないからでしょう。

専門家会議が「３密」と言い出してから、かなりの時間が経ちました。その間、世界中で研究が進みました。マスクの必要な状況についても、かなり詳しいことが分かってきました。英の医師会雑誌「ＢＭＪ」に英のグループが出した研究によると、マスクは有効なんですがシチュエーション（状況）によって変わるというのです。例えば屋外を散歩している時はマスクをする必要はない、と。ウイルスをまかないし、周辺に話す人もいないからです。そうなると、街を歩いているときに、マスクをする必要はないことになりますね。

一方、マスクをしていたら、どの程度、防げるのかもはっきりしません。先日の東大医科研の研究ではマスクをしていても唾が多少もれてしまうこともわかっています。少量の漏れでもうつるのか、たくさんもらさないとうつらないのかは正直言って分かりません。このあたりは、今後の研究課題です。

大声で話すことが必要な状況下では、マスクをすべきだと思います。ただ、果たして、どれくらい有効なのかは、科学的にははっきりしないということは認識しておくべきです。

——日本人はマスク信仰が強いという議論があります。マスク同調効果もあり、街でもどこでもマスクをしないと異邦人のように思われて村八分にされるのではないかと恐怖さえ感じる、と。

上　私はその説は怪しいと思っています。日本人というのは、相手の表情を目で見るんですね。だからマスクをしていても目の表情が読めれば、一種のコミュニケーションができるのです。一方で、日本人はサングラスで目元を隠すのは嫌がる。ヤクザのように見られることを恐れる。その意味ではマスクは割と使いやすい。ところが、欧米の人たちは口元でコミュニケーションするので、マスクがその障害になるんです。コミュニケーションを断たれるような気がするのです。その意味で日本は欧米に比べると、マスクを着用しやすい文化的土壌があるのでしょう。

――コロナ対策として、高齢者には体を動かすべきだと言っておられますね。

上　この冬、コロナについては、コロナ関連死という概念が出ています。欧米では、コロナに罹患して死んだ人よりもコロナ下で持病を悪化させて死んだ方が多いと思われています。70、80代の高齢者が家に閉じこもると、わずか数週間で心臓機能が悪化するという研究が今年出ています。しかも、心筋梗塞や脳卒中が増えるのは冬です。高齢者が健康を守るためには、もっと運動をしなければいけないことを意味します。ところが、この議論が全くされてないのです。心配です。

2　「日本1人負け」と不良債権処理失敗との共通点

――第二波、第三波を迎えている現状について所感を伺いました。ここからは若干過去に遡りたいと思います。この1年間の日本のコロナ対応をどう評価するか。安倍晋三前首相は、強制的措置を取らずに感染者数、死者数とも欧米に比べると少なく済んだことについて「これが日本型モデル」と胸を張ったし、「新型コロナ対応・民間臨時調査会」（小林喜光委員長）の調査報告によりますと、ヒアリングに対し官邸スタッフは「泥縄だったが結果オーライだった」と安直に総括しています。

上　そうでしょうか。私は「日本の1人負けであった」という厳しい認識を持って

【COVID-19】各国の感染状況とGDP前期比（2020年第二四半期）　2020年6月30日時点

地域	国・地方	死亡率（%）	人口10万人あたり			4~6月GDP成長率前期比（%）
			感染数	死亡数	PCR検査数	
アジア	日本	5.23	14.7	0.77	532	▲7.9
	韓国	2.20	25.0	0.55	2,444	▲3.3
	中国（全土）	5.45	6.0	0.33	—	3.2
	中国（湖北省・台湾除く）	0.77	1.2	0.01	—	—
	湖北省（武漢含む）	6.62	115.5	7.64	—	—
	台湾	1.57	1.9	0.03	326	▲0.6
北欧	アイスランド	0.55	533.9	2.93	19,292	▲9.3
	スウェーデン	8.17	664.0	54.28	116	▲8.6
	デンマーク	4.74	220.1	10.45	18,383	▲6.9
	ノルウェー	2.81	163.3	4.59	5,972	▲6.3
	フィンランド	4.55	130.1	5.92	4,536	▲4.5
欧州	イギリス	14.23	417.7	59.42	8,581	▲20.4
	フランス	18.15	251.6	45.67	2,536	▲13.8
	イタリア	14.45	397.7	57.46	5,398	▲12.4
	ドイツ	4.62	231.9	10.71	7,033	▲10.1
北米	カナダ	8.24	275.3	22.70	7,211	▲13.5
	アメリカ	4.87	782.6	38.11	11,209	▲9.5
大洋州	ニュージーランド	1.87	24.4	0.46	8,336	▲12.4
	オーストラリア	1.34	30.5	0.41	9,631	▲7.0

【出典】　医療ガバナンス研究所　山下えりか

国連、中国統計年鑑2018年版/OECD、JETRO、内閣府ほか/CDC（中国）、Our World in Data

※GDPは速報値含む。PCR検査数の累計（6/30または直近）が未公表の場合は新規PCR検査数の合計

います。各国の感染状況とGDP（2020年4月～6月）というデータ（上の表を参照）を作ってみましたが、データが物語るのはまさにそのことです。まずは、東アジアでGDPがこんなに下がった国は日本だけです。マイナス7・9％です。コロナが大流行した米国のマイナス9・5％に近い。中国はプラス3・2％、韓国がマイナス3・3％、台湾がマイナス0・6％です。

一方で、人口10万人当たりの死亡率は0・77人（6月30日現在）で、欧米諸国よりははるかに低いもの

の、東アジアに限定すれば、これもまた1人負けです。中国は0・33人、韓国0・55人、台湾0・03人よりも悪い。表には出ていませんが、東南アジアのベトナム0・04人、タイ0・1人、マレーシア0・4人にも及ばないのです。つまり、安倍前首相の「日本型モデル」は、データからすると名ばかりであると言わざるを得ません。この事実とまずは真摯に向き合うべきだと思います。

――上さんは日本の臨床研究力の弱さも指摘されています。

上　新型コロナというのは未知のウイルスなのです。その性質を明らかにしなければ、対応の仕方もわからない。どうもその原点を行政も学者たちも忘れているのではないでしょうか。その一例で言うと、厚労省は3密（密閉空間、密集場所、密接場面）禁止を打ち出すことで事足れり、としており、メディアも無批判にそれを報じ続けていますが、このスローガンはもはや時代遅れなのです。

3密も、感染リスクが高いものから低いものまで様々なパターンがあるのでもっときめ細かい議論が必要です。最近の「ニューイングランド・ジャーナル・オブ・メディシン」や「サイエンス」などの医学誌や科学誌には、飛沫やエアロゾルによる感染の論文が多数掲載されています。世界の研究者の関心が、ここに集まっているのがよくわかります。世界はこういった臨床研究の成果を踏まえ、融通無碍《ゆうずうむげ》に対応しているのに、日本は3密から一歩も進んでいない。

――新しい臨床研究に基づいた対策の更新が行われていないということですか？

上　2020年4月4日、中国・東南大学の医師たちは7324例の感染者の感染状況を調べ、屋外で感染したのはわずかに1例だったと報告しました。ほぼすべての感染は屋内で生じていたことになります。これ一つとっても関心のある話題ですよね。日本の臨床研究も、屋外でのマスク使用がどうあるべきか、という我々国民の関心事項にデータをもって答えるべきなのです。

――臨床研究では日本発の論文数が少ない、と？

上　そうです。世界各国の新型コロナに関する論文数を調べたデータがあります（文部科学省・科学技術・学術政策研究所の２０２０年4月22日時点での発表）。それによると、首位は中国で１１５８報、ついで米国１０１９報、イタリア３７５報、英国３１２報、フランス１８２報と続いています。

日本は56報で、韓国や台湾にも劣っています。国の規模を考えれば、その生産性の低さは目に余ると言えます。日本の中の内訳を見てみましょう。もっとも論文を発表しているのは北海道大学で、ついで東京大学、横浜市立大学と続きます。特記すべきは、新型コロナ対策の中枢を担っている国立感染症研究所（感染研）からはわずか３報しか論文が出ていないことです。

――上さんが運営するＮＰＯ法人「医療ガバナンス研究所」グループでさえ、19報の英文論文が受理されている（２０２０年10月28日現在）とか？

上　そうです。さらに数報を投稿中です。感染研は豊富な資金と多くの人材を備えているのにこの少なさは異様だと思います。論文の良さは、おかしい点があれば公開質問状を投稿できることです。医学論文は、1点でも問題があれば、研究全体の信頼性が問われます。すべてが信頼できなくなるのです。

そういう時「ランセット」など科学誌編集部も迅速に対応し、最終的には論文の取り下げ、ということにもなります。これこそが科学のあるべき姿です。第三者がチェックできるからこそ我々はより正しい、と思われる真実に近づくことができるのです。感染研が自前のホームページで発表する中間報告や要旨では、この手のチェックは働かないのです。

――1人負けに戻りますが、死者数は別にして、なぜ経済がそこまで落ち込んだのでしょうか？

上　一言で言えば、ＰＣＲ検査が貧弱なため国民の不安解消につながらず、それが経済活動の低迷を招いた、ということではないでしょうか。キーワードは「不安」だと思います。自分がかかっているかどうかわからない不安。他人からうつされるかもしれないという不安、逆にうつすかもしれないという不安。人間の行動は、経済活動も含めてこの不安に支配されています。

よく言われますが、景気とは「気」なのです。「気」が前向きに働かないと、経済は活性化しません。私は経済学者でもなんでもありませんが、常識としてわかります。ただ、安倍政権も菅政権も統治者側がそれを理解していない。「気」を前向きにさせるためには、ＰＣＲ検査をどこでも、誰でも、何度でも、安価に受けられる体制を作ることが最も早道です。

自分が陽性か陰性か、相手が陽性か陰性かを知って、人々は初めて安心を得るのです。そういう検査体制抜きに経済活動だけを煽ろうとしても効果が出るわけがありません。アクセルとブレーキを一緒に踏んでいるようなものだからです。実際に先ほどのデータがそれを物語っています。

——景気対策の肝はいかに国民の不安を解消するか、ですね。

上　実は、これは日本が過去に経験したことでもあります。1990年代、日本は金融バブルの崩壊で、蟻地獄のような資産デフレにはまって、いわゆる失われた年月を経験することになります。それはいまだに続いているとも言われています。

あの時の日本の最大の失策は、今では誰もが指摘していますが、不良債権の実態をひた隠しにし、情報開示しなかった、オープンにしなかったことです。どこの企業がどれだけの債務を抱え、銀行がどれだけの不良債権を持っているか、個別状況も全体状況もあいまいなまま問題処理しようとしたのです。いずれ地価が上がってすべてはいい方向に進むだろう、という根拠なき願望と、財務省、日銀など当局の情報開示に対する消極姿勢がそうさせた部分が大きかったと思います。

企業経営者や投資家はこれに不安を抱きました。どこでどういう損をつかまされるか、わからないからです。勢い、企業活動、経済活動はひたすら縮小しました。

金融業界は自らを守るために貸しはがし、貸し渋りに走り、その悪循環が失われた時代をいたずらに長期化させました。

――歴史は繰り返す、ですか？

上　国民の不安という意味では、コロナ禍はバブル崩壊後の金融不安と一緒なのです。コロナでの情報開示、オープンというのはＰＣＲ検査なんです。個々の感染状況もさることながら、全体状況をどう判断するかという時も、10万人検査した場合と２０００〜３０００人しか検査してない場合とでは、感染率の数字が出てもデータとしての信頼度が全く違ってきます。分母が大事なのです。

数字としては医学的データですが、そういうオープンな検査をする、という姿勢自体が不安解消につながる。ここは一種の政治判断になる部分ですが、日本の場合は医学もなければ政策もなかった、ということになります。

上氏の指摘に思い当たることがあった。90年代の不良債権処理問題に詳しい金子勝慶應大名誉教授がコロナと経済との関わりについて同趣旨の話をしていた。

金子氏に言わせると、今回のコロナ対応も、90年代金融不良債権処理、2000年のBSE（狂牛病、牛海綿状脳症）対応、2011年福島原発事故以降の原発不良資産処理と同様に、社会経済的リスクを伴う危機管理という共通点を持っている。その際気を付けるべきは、そういった危機的状況における人々や組織の不安心理による経済萎縮効果が、市場原理万能の議論からは往々にして漏れ落ちることであり、その不安、萎縮を一掃するには、実態の徹底した調査、透明化が極めて重要になる、と金子氏は言う。

例えば、金融不良債権では、査定を厳格化し不良債権の額、態様を確定、貸倒引当金を積むか（間接償却）、国有化して切り離し清算するか（直接償却）を決める。BSEでは、全頭検査、追跡調査により感染ルート、感染状況を特定し、全体状況を透明化したうえで原因の肉骨粉は輸入禁止にする。

原発では、安全基準厳格化による原発資産の不良資産化を金融不良債権並みに調査、チェックすることで個別・全体状況を透明化、納得ずくで再生可能エネルギーへの転換を進める。

金子氏によると、これら危機管理の中で成功したのは唯一BSEだけで、これは1年かけて正常化した。それに比べ、不良債権処理の遅れは失われた時代を生み、原発はいまだに負の遺産として日本経済を蝕んでいる、と。

金子氏は言う。「人間は必ずしも合理的、確率論的に動くわけではない。危機時は不安に怯え経済活動を委縮させる。コロナに対する不安もまた同様だ。1％の感染率でも99％の人が動けなくなる。検査不足でどこに無症状感染者がいるかわからない。99％がステイホームでも、院内感染は広がるし、残り火のように新たな感染者が出てくる。移動制限により宿泊、飲食業、サービス産業からつぶれていく。このままではウイルスで死ぬか、経済で死ぬか、という二者択一的ジレンマに陥ってしまう」

「となると、危機管理の鉄則として全員検査をして重症者から無症状感染者までリスクをしっかり確定、データに基づいて的確に治療、隔離を実施する。これしかない。徹底検査でコロナを封じ込めているという安心感が出た段階で経済規制を緩和、より幅広い活動を容認する。メリハリをもってやらないと経済はいつまでたっても復活しない。つまり、全員検査が最大の経済対策になる。『医療と経済の両立』と言うが、いずれも中途半端だと両方ダメになる」

これは何も政府に批判的な学者だけの議論ではない。政府の新型コロナウイルス感染症対策分科会のメンバーも務める小林慶一郎東京財団政策研究所研究主幹も「ＰＣＲ検査を増やして早期に感染者を発見、軽症者は借り上げホテルなどの待機療養施設に隔離する。重症者用の病床や医療の提供態勢を十分に増強する」と「検査と隔離」のシステム作りが重要だとしている。再び上氏に聞く。

――金子勝さん、小林慶一郎さんら経済学者の議論も、やはり検査の強化によって透明性を高め、不安解消につなげることが経済にとって重要だとしています。

上　そうですか。実は、自民党内にもこのことに気付いた人たちがいます。99年のあの金融国会の時に、金融不良債権の検査、透明性を重視した政策新人類と呼ばれた人たちです。あの時に活躍した人たちの一部が今回のコロナでも「感染症対策ガバナンス委員会」を作り独自案を出しています。必ずしも感染者が近隣にいない無症状者に対しても厚労大臣等や医師の判断でＰＣＲ検査を行えるようにしようというものでした。

――とはいうものの、なかなか自民党内の多数派にはなりません。

上　米国は、コロナ死者数が連日数百人、累計で24万人を超える（２０２０年11月10日時点）被害を出していますが、それでも4～6月期のＧＤＰの落ち込みは、マイナス９・５％でした。死者数１８００の日本のマイナス７・９％とほとんど変わらない数字です。

もちろん、米国経済はGAFAのような世界的なIT企業のグローバルな経済活動が下支えにはなっているのですが、徹底的なPCR検査の普及と、オープンで民主的な議論が国民の安心感を担保していることに注目すべきです。

例えばニューヨーク州では、9月から学校を再開するとの州政府の方針に対して、州の教職員組合がPCR検査をしないのであればストライキを構える、とまでやったし、ウォルマートの社員たちは職場での感染に対して会社側を訴えています。日本では考えられませんね。米国東部の大学では週1回はPCR検査をしようという議論になっています。一つ一つ、国民の権利の議論を積み上げ、検査を受ける権利を主張し、それを勝ち取ることによって国民も国家も安心を担保できる、という流れになっています。

――それに比べて日本では？

上　感染がなかなか落ち着かない中で、「Ｇｏ Ｔｏ キャンペーン」をやり、イベントを緩和、外国との往来をも緩和する方向です。どんどん緩めているのです。なぜ緩めるのか。経済がパンクしているからなのですが、なぜパンクしたかというと、国民が経済活動をしない。なぜしないかというと、不安だからしない。

なぜ不安かというと、個別も全体も情報開示がなさすぎる。検査件数が少ないからです。どこでうつるかわからないし、人にうつす可能性も抱えている。例えば、夜の飲み屋を深夜10時以降解禁しても客が増えません。赤坂、銀座、六本木など夜のネオン街はさんたんたる状況のようです。どこにコロナ感染者がいるかわからないからです。ここで悪循環、堂々巡りになっているのが日本の現状です。いつまでこの空しいサイクルを続けているのでしょうか。

――政府や専門家は、第二波でのコロナによる死者数が少なかったことを強調しています。

上　それは欧米に比べての話であって、アジアの中で1人負けなのは先ほど数字を挙げた通りです。従って、日本のコロナ対策には大きな問題があったと言わざるを得ません。不安と経済活動という根本矛盾を政策的に解決できていないからです。ＰＣＲ検査拡大という本質に目をつぶって「３密」とか「自粛」を言い続けてきたのです。

私は何も特別異なことを申し上げているわけではありません。誰にでも手に入る世界の医学情報を元に話しているだけです。繰り返しますが、今に至るまで日本人には、コロナ第一波、第二波への対応が不適切で、それゆえに日本はこれだけ大きなダメージを受けた、という認識が欠落しています。これは非常に大きな問題だと思っています。また同じ失敗を繰り返すからです。

――失敗した日本のコロナ対応ですが、20年9月には安倍首相が退陣、菅首相にバトンタッチしました。

上　退陣理由は潰瘍性大腸炎の再発ということでしたが、あの病気でよくも総理ができたなと思いますよ。普通に考えると総理職は難しい病気です。だから1回目は退陣しましたね。2回目で8年近くも長期に重職にあり続けたというのは我々としては考えにくい。珍しいケースです。

――菅首相になってどう変わることを期待していますか？

上　他は知りませんが、コロナ対応に関しては安倍さんの時代と同じではないでしょうか。先ほどは、所信表明演説の内容を論評しましたが、PCR検査について従来の姿勢を全く変える気がないことがわかりました。それと人事です。政策担当者の顔ぶれもまた変わりませんでした。自民党でコロナ対策本部長を務めてきた田村憲久さんを厚労相にして、厚労相だった加藤勝信さんを総合調整役の官房長官にしました。つまりコロナ対策ラインに変化はありません。だから政策も変わりようがない。普通であれば、加藤さんも田村さんも日本をここまで1人負けにした重い責任があるわけですから、今回は要職から離れるべきだったと思います。

――菅政権は医療より経済に比重を置き始めました。

上　経済に比重を置くのはいいのですが、先ほどからの問題に戻ります。経済を活性化するためにはコロナウイルスがいないということを示さないとダメです。不良債権処理と一緒なんです。ウイルスがいるかもしれないということがある限り、「Go To キャンペーン」をやっても飲食店はガラガラです。

下手するとウイルスはまき散らすが、経済がますますへこんでいくことになりかねません。危機感も薄い。PCR検査体制もまだまだ弱い中、日本政府だけが規制緩和でイケイケドンドンと太鼓をたたいている感じがします。これも非常に心配です。

3 インフルとコロナ、そして無症状者の検査権

——そういった状況下で、この冬以降のコロナ、インフル感染未来図をどうご覧になりますか？

上 コロナ流行第三波になる可能性が高いです。日本より緯度が高い欧州各国を見ると、９月の終わりからもうすでに感染者数が増え始めています。世界保健機関（ＷＨＯ）の発表（11月９日）によると、世界での感染者が５０２６万人台となり、死者数は１２５万人を越えました。

感染拡大はインド、アメリカ、ブラジル、アルゼンチンなど、アメリカを除いて

は熱帯から南半球が中心になっていますが、今後、冬場を迎えた北半球の方がリスクが高くなるでしょう。すでに、スペイン、フランス、イギリスでは感染者数が増え、各国は対応を迫られています。スペインでは首都マドリードの一部の地域でロックダウン、フランスでは屋外でのイベントの入場者制限、午後8時以降の屋外での酒類販売と飲酒の禁止、ベルギーでは全土で飲食店が営業停止になりました。イギリスでは飲食店の深夜営業禁止や在宅勤務が推奨されるようになっています。

――日本ではどうですか?

上　傾向は全く同じです。例えば東京都です。2020年9月に入り新規感染者は右肩上がりになっています。都の発表資料をもとに1週間平均の新規感染者を調査してみると、9月8日(2~8日の平均)の147人から16日の181人(10~16日)へと8日間連続で増えています。

これは、7月以降の感染拡大が完全に収まらないまま、再びジワジワと増えはじめたという印象です。10月、11月以降もトレンドは同じです。11月11日には317人の感染者が確認されました。もともと、新型コロナは秋・冬に流行するウイルスですから、これからは夏以上に流行すると考えるのが自然です。

――コロナだけではなくインフルエンザも心配です。

上　そうですね。コロナとインフルと両方から挟撃《きょうげき》される冬になるのが恐いですね。まずは、インフルに絞ってお話ししましょう。この冬はインフルをそれほど心配する必要はないとの声があります。インフルは例年冬場に南半球から赤道を通って日本に流入してくるのですが、さすがに今年はコロナによる交通途絶で物理的に入って来にくいだろう。あるいは、コロナ下でうがい、手洗いが励行されているから感染拡大はしないだろう、などといったものです。

確かに9月13日までの2週間のインフル感染者は7人で、例年の100分の1という数字でした。ただ、私は、このような楽観論は禁物と考えています。海外渡航を再開すれば、ウイルスの流入は避けられませんし、現に渡航解禁の方向に国策が進んでいるからです。インフルは昨年から今年にかけては流行しなかったのですが、そのことにより日本人の集団的な対インフル免疫力は低下しています。いったん流入すれば、大流行へと発展する可能性もある、と考えるべきなのです。

――インフルのワクチンを打ってもらった方がいいでしょうか？

上　日本では65歳以上の人や、60～64歳で基礎疾患を有する一部の人が、公費での定期接種の対象となっています。それ以外の人は任意接種で、自己負担額は5000～1万円程度です。インフルワクチンは不活化ワクチンと言われ、感染・複製力を喪失させた病原体成分が投与されるため、その免疫力は接種後時間の経過とともに低下、効果は5カ月程度しか続きません。受験生など、絶対に感染したくない人は2回の接種も考慮したほうがいいかもしれません。

――2回も打ったらワクチン在庫がどうなりますか？

上　実は、日本はインフルワクチンの接種者が世界でも少ない国で、厚労省によると、65歳以上のインフルエンザの予防接種実施率は47・9％で、韓国の85・1％、イギリスの72・0％、アメリカの68・7％（いずれも2018年ベース）と比べると低率になっています。このため国民全員分のインフルワクチンは準備されておりません。

2020年は接種希望者が増えると予想されるため、厚労省は、2019年の冬より7％多い3178万本、最大で6356万人分を準備すると言っていますが、最大でも国民の半分程度ということになります。早い者勝ちではありませんが、確実に接種するためには、職場あるいは最寄りの医師に今からお願いすることをお奨めしたい。

――ところで、インフルワクチンがコロナ対策にも有効だと？

上　そう思います。二重に有効の可能性が高いです。まずは、打っておけばインフルにかかっても症状がすごく軽くなります。あるいはかからない人もいるでしょう。コロナと間違えられないというメリットもあります。

もう1つは、インフルワクチンによって免疫が様々に活性化し、コロナにもかかりにくくなるだろうという研究成果が2020年に複数出ています。6月4日、米コーネル大の医師たちは、イタリアの高齢者を対象にインフルワクチン接種率と、コロナ感染時の死亡率を調べたところ、両者の間に統計的に有意な相関が存在したと報告しました。インフルワクチン接種率が40％の地域のコロナ感染の死亡率は約15％だったが、70％の地域では約6％まで低下していた、というのです。

9月7日、メキシコの医師たちは、スイスの「アレルギー」誌に、MMRワクチン（麻疹《はしか》、風疹、おたふく風邪）を接種後、コロナに感染した36例はいずれも軽症であったと報告しました。MMRワクチンが免疫全般を活性したためと考えられています。つまり、コロナワクチンそのものの開発が遅れ、いまだ先が見通せない中で、私たちのできるコロナ予防策の1つは、各種ワクチンの予防接種を確実にしておくことなのです。

インフルエンザや麻疹のワクチンは本来は打っておいたほうがいいものなのですが、コロナ対応としても役に立つ可能性がある、ということです。50歳以上であれば帯状疱疹のワクチンも打っておいたほうがいいでしょう。水疱瘡のワクチンと同じです。地味なことではありますが、貴重な情報でもあると思っています。

――さて問題のPCR検査です。ズバリなぜ増えないのでしょうか。

上　端的に言ってこれは人災だと思います。なぜなら、感染症法の問題だからです。現行の同法で、検査対象を濃厚接触者に限定している部分を無症状感染者にまで広げられるようにすればいいだけのことです。なぜ対象を限定しているのか。この検査を特定の組織、団体だけで利権化しよう、という動機があったのだと私は睨《にら》んでいます。この点については次の章で詳述したいと思います。ここでは、別の観点からこの問題を論じたい。つまり、日本では本当の意味での国民主権の議論をしてないのではないか、という問題提起です。

――国民主権の議論というのは？

上　例えば、コロナの時に休まずに働いてくれる方々のことを考えてください。医師や看護師ら医療スタッフから介護職、学校の先生、警察官や自衛隊員、こういう方々をエッセンシャルワーカー（社会で必要不可欠な労働者）と呼びますが、こういう方々こそ率先してＰＣＲ検査を受ける権利があるはずだと思いませんか。社会生活を維持するために最低限必要な基本労働を担ってくれている人たちだからです。金もうけのためにやっている投資ファンドとは違うんです。

ただ、今の法制度の立て付けでは、そういう方々は無症状者であるがゆえに、つまり法で規定された濃厚接触者という範疇に当てはまらないがゆえに検査対象者にはならないのです。彼らを検査対象に加えるためには感染症法の改正が必要になるのですが、これに強硬に反対してきたのが厚労省であり、その官僚集団に担がれた加藤勝信前厚労相であり、後任を引き継いだ田村憲久現厚労相なのです。田村さんは、自民党のコロナ対策本部長の時は、テレビの討論番組で、エッセンシャルワーカーに対して検査をすべきだと主張されていたにもかかわらず、です。

――無症状のエッセンシャルワーカーが検査を受ける権利、ということですか。

上 そうです。もう1つ、無症状感染者には隔離される権利というのがあります。もちろん家にいたい人はそれでいいんですが、家には家族がいたり高齢者がいたり、妊婦がいたり、子供がいます。そこにうつすと困る。従って、病院でも家でもないところに隔離される権利があると思うんです。

というのも、最新の研究でコロナウイルスの恐るべき特質がいくつか判明したからです。まず韓国の研究では、無症状感染者も症状がある人と同じくらいウイルスを出すことがわかっています。しかも、無症状感染者の人全員のCTを撮ってみたら、全員が肺に所見があったといいます。米国の調査では、コロナは当初妊婦には問題ないと言われていた常識が崩れました。胎盤を調べてみたら全妊婦に血栓、血の塊があった、というのです。

米国では、アスリートの中でコロナから回復した人を調べたら軽症だったにもかかわらず2〜3割に心筋の炎症があった、という気になる研究結果も出ています。これらが示すところは、コロナ自体の症状は風邪に似たもので深刻化しない限りマイルドだが、結果的に様々な臓器に障害を起こす疑いもあり、長期的には合併症の問題も考慮しなければいけない恐るべきウイルスだということです。それをうつさないための、うつらないための隔離される権利があると考えるべきなのです。

――権利の2つ目は隔離される権利ですね。

上　日本は法治国家です。権利というのは法律で保障しないと意味がありません。そうでないと、単なる民民契約で終わってしまいます。現に行われているのは、法律をきちんと直さないで、既存法を拡大解釈することによって、予算措置をして、お茶を濁すことです。

新宿区歌舞伎町でPCRのスポット検査を始めました。7月は受診者3770人のうち陽性者は1062人（陽性率28・2％）、8月は1698人で303人（17・8％）、9月は989人で104人（10・5％）でした。それなりの効果はあったと思いますが、これは感染症法にある「濃厚接触者」を拡大解釈して成立した検査であり予算措置でした。拡大解釈というのは所詮は温情的措置に過ぎない。

特別に予算をつけてあげますという上から目線なのです。国民の権利になっていない。権利として法制化していれば、権利があるのにそれが守られていない、知事が違法行為をしたということになるのです。

――権利をきっちりと法に書き込めと。

上　そうです。本来権利と義務という概念でしっかり位置付けるべきものを厚労省の医系技官たちがなあなあで済ませてきた。その結果何が起きたか。アジアの中では死者数も少なくなく、経済ダメージも大きい1人負け状態であるにもかかわらず、日本モデルで成功した、と言い張り、検査の数を増やすために感染症法を改正すべきなのにそれをサボタージュしてきたのです。

法に基づいてやるべきことをお上の温情的措置、予算措置に留めてきたのです。国民には検査を受ける権利、隔離される権利、治療を受ける権利がある。その代わりその対価を税として払うんだという近代国家としての議論ができていないと私には感じられました。

——その権利を、憲法の基本的人権の各条項から読み取って主張することはできませんか？

上　私にはそこまではわかりません。

――では、感染症法のどこをどう直す?

上　感染症法で「濃厚接触者」としている検査の対象者をまずは広げる。第一波の特徴を分析した結果、無症状感染者がスプレッダーになっているのがわかってきたわけですから、無症状者をたくさん検査できるようにする。特に、エッセンシャルワーカーや社会的弱者の検査を保障することです。検査体制についても、保健所だけではパンクするのは見えているので、医療機関や民間検査会社での検査を認め、そこに公費を入れる、とはっきり書いてもらいたい。それは、ホテル、あるいは療養機関、つまり病院以外の療養に公費を入れることになります。温情的な仮の措置として通知でやっていることを、法でしっかり定めることだと思います。

感染症法を改正すべきだという議論は、すでに与野党内からも出ている。その代表的議論として、ここでは、玉木雄一郎国民民主党代表の試案を紹介しておこう。第一に、保健所が中心となって行う行政検査の他に、医師の判断のみに基づいて行われる検査（保険適用）や、民間企業や大学等が行う医師以外による検査も拡充する必要があるとの観点から、法律上、行政検査とは別の「社会的検査」のカテゴリーを新設する。第二に、医療機関や介護施設等をはじめとするエッセンシャルワーカーについては、職員が、例えば少なくとも2週間に1回はPCR検査や抗原検査を受けることができるようにし、その際の公的負担についても法律上の規定を設ける。現行の感染症法の規定では、濃厚接触者など積極的疫学調査の対象でなければ検査費用は公費負担とはならず自己負担となってしまうからだ。第三に、原則、陽性者は全員入院としている規定（19条や46条等）も変え、無症状感染者や軽症者については、法律上もホテルや自宅での療養ができるようにする。

法律をきちんと直すことによって、国の例外的温情措置を国民的権利に変える。それは日本国憲法で定められた国民主権に起因する権利である。国民主権の上に成り立っている代議制により、国会でしかるべき議論を経た上で法的措置（感染症法改正）を行う。それが近代民主主義国家ではないか。なぜそれができないのか、というのが上氏の力点である。国民主権にまで立ち返ってコロナ論議をする、その上氏のスタンスが私にとっては新鮮だった。

第2章

PCR
不拡大の闇

感染症ムラを暴く

第1章では、上氏に日本のコロナ敗戦とも呼ぶべき現状を分析してもらい、その主要原因が日本の政府のPCR検査の不拡大路線にあるとの指摘をいただいた。そして、エッセンシャルワーカーらの検査権、無症状感染者らの隔離権といった議論にまで踏み込まない現行の医療体制、法制度の問題点を炙り出さんとしてきた。

第2章では、なぜPCR検査が増えないのか、検査不拡大の歴史的、構造的分析に入りたい。上氏ならではの見立てが展開されるだろう。

ただ、その前に2人の公的人物のPCR検査拡大への努力の足跡を押さえておきたい。

島田眞路・山梨大学長と保坂展人・世田谷区長である。

島田学長は、医学部と付属病院を有する地方国立大学として、どこよりも早くコロナ対応に取り組み、率先垂範で学内・医療体制を整備、PCR検査のためのドライブスルーを大学構内に設けるなど、先取、果断、異色の大学人である。PCR検査不足を日本の「恥」と言い切り、それを各国並みに引き上げるため、大学の検査余力を全開すべく、各大学に「蜂起」を呼びかけた話題の人でもある。

一方で、保坂区長は、全国1718ある基礎自治体の1つとして全国に先駆け、PCR検査数を自力で10倍増にするという「世田谷方式」をぶち上げた人物である。「Go To」予算を旅行ではなく、PCR向けに方向転換させる大きな国民運動を作り上げようと、紆余曲折を経ながらも時代にチャレンジしている。

冒頭この二人への核心インタビューを掲げ、なぜPCR検査が必要なのか、それを阻んでいるのは何なのか、どういう知恵と努力を重ねて局面打開を図ろうとしているのか、問うてみた。

まずは、島田学長だ。

「PCR検査はコロナ感染か否かを唯一診断できる検査法です。偽陰性率が高いとの批判もあるが、これをやらない限りこの病気と診断できません。抗体検査は、過去の感染歴が対象で、診断と治療には結びつかないし、抗原検査は診断・治療に結びつくが、感度が悪いのが欠陥です。抗原検査して陰性でもさらにPCR検査で確かめてください、という。だったらPCR一発でやったほうがいい。だから世界はPCRをどんどん拡大し、感染者を幅広くとらえていく方策を取っているのです」

「それに対して日本は『37・5度以上の発熱4日間』といった相談・受診の目安（2月17日）や、『PCR検査の資源を重症化ケースに集中させる』との専門家会議の見解（2月24日）で、むしろ検査を抑制しました。背景には、感染の塊（クラスター）追跡が感染防止の王道でそこへの検査の集中が効率的だとするクラスター至上主義があり、検査を増やすと、軽症感染者まで入院させることになり医療キャパが持たない、という理屈を押し立てたのです」

「ただ、いずれも誤っていました。前者は、孤立した感染者はクラスターを作らない限りは他者に感染させないという仮定に基づいたものだったのが、経路不明の市中の無症状・軽症感染者が増え、そこから感染が広がる、という盲点があったのです。後者について言えば、軽症者は入院ではなく、ホテル、宿泊施設に入ってもらうという柔軟対応が取れたはずなのに、いつまでも感染症法上の指定（無症状感染者でも入院義務付け）を盾に動きませんでした」

「私は検査不足は日本の恥だと思いました。厚労省ができなければ文科省と民間がやればいいと思いました。大学病院は地域においては最高の医療水準で、第一種感染症指定の大学病院は全国に16施設、第二種感染症指定は、分院等も含めて28施設あります。大学が責任を持てば検査体制強化へ貢献できる。なぜこれを使わないのか。1月29日に国立大学協会で演説、3月4日の全国国立大学学長会議でも訴えました。事の重大性を認識し、地方国立大学こそ『蜂起』すべきだ、と」

「日本政府は欧米に比べて感染者数、死者数が少なかったことを日本モデルとか、ジャパニーズミラクル（日本の奇跡）とまで言いましたが、これは奇跡ではありません。虚構です。感染者数について言えば、PCR検査件数をOECD諸国の中でも最低水準に留めることで、数字に現れる感染者数を低く抑え込んでいるだけで、相当数の陽性患者が見過ごされてきたのです。死者数も、検査自体が少ないだけに実数を網羅できていないと見るのが常識です」

「やはり、今後もＰＣＲ体制作りを進めるしかありません。ジャパニーズミラクル説に浮かれないで間違ったことは率直に認め、出直すことです。世界中のオープンデータがリアルタイムに入手できる今、取り繕ったり、欺《あざむ》いたりするのには限界があります。自己正当化に固執せず、アカデミズムの精神でデータに基づいた建設的な議論を促進すべきです。専門家を称する人々に盲従するのは、アカデミズムの欠如と衰退にほかなりません」

　次は保坂区長だ。

「コロナは国、体制、宗教を問わず分け隔てなく襲いかかってきます。これを封じ込め、抑止した成功例に学ぶとすれば、日本の場合はいかにＰＣＲ検査を増やせるか、ということになります。安心して外を歩き、働くことができ、感染すればすぐに検査して治療を受け、また社会に復帰できるという体制を一刻も早く作るためです。問題なのは首相以下の誰もが増やすべきだ、と言っているのに実際にはそうならない構造です」

「背景には、軽症者、無症状者でも感染源になっている今回のウイルスの特性と、症状がある者だけを治療対象とする従来の感染症法・制度体系のミスマッチがあると思われます。検査通過拠点である保健所の目詰まりをいつまでも解消できないのです。本来はコロナウイルス側に法体系を合わせるべきところ、その決断が国にはなかなかできないできたのです」

「その意味では政治家もタコツボ化していると感じています。自分の持ち場を守ればいいという発想はあるが、コロナにはそれでは通じません。タコツボから出て、横断的、包括的に考え、行動すること、国民の命を最優先で守り抜く覚悟と気迫を持つことが必要です。私もかつて衆院議員（3期）をしていたからわかりますが、自民党で野中広務氏（元官房長官）や亀井静香氏（元政調会長）が現役であれば、私とほぼ同じことをもっと早くやってくれたのではないかという気がします」

「自動計測機を使うプール方式というのがあります。例えば、5人の検体を1本の試験管に収容、それを500本同時に検査すると、一回に2500人分の検査が可能となり、陽性反応が出た特定の何本かの試験管だけに陽性者を絞り込め、検査効率が高まります。武漢や韓国で実施、米国でも始めている。日本だけできないことはありえません」

「区では、児玉龍彦・東大先端研センター名誉教授ら有識者から提言を頂き、地元医師会との何度かの意見交換を経て、すでにドライブスルーや保健所を通さないルートも含め1日最高332件（8月5日現在）のPCR検査を実施、午前に診療を受ければ、午後には検査を受けられる体制にしています。当面は現体制をフルに稼働させ倍に拡充、さらには新スキームで3000件と一桁増やし、社会的検査を充実させたいと思っています」

「介護、保育、教育など人との接触回避が困難な職種、エッセンシャルワーカーに先回りして定期的検査を実施、施設が発火点になる感染爆発、拡大を防御したい。検査のハードルをぐっと低くする、もしくはなくしていく。最終的にはニューヨークのように『いつでも、だれでも、何度でも』検査できるようにしたいのです」

ＰＣＲ検査の重要性に気付き、身の回りでこういった検査拡大運動を展開してきた公人は、この２人に限らない。保坂氏がアドバイスを受けた児玉龍彦氏もその１人である。抗体検査を活用し、感染状況の実態把握や重症化判定への有用性を明らかにするプロジェクトを率いる児玉龍彦氏を、話題の投資家で一般財団法人村上財団の創設者である村上世彰氏が資金面で支える、という新しい試みが話題になったこともあった。

だがしかし、である。こういった先人たちの試行錯誤があったにもかかわらず、なお検査拡大が進まなかったというのがこの間の経緯であろう。そこには、個人的な努力ではいかんともしがたい大きな壁があったのである。そこを上氏にえぐってもらいたい。多分、それは東大医学部、国立がんセンター、東大医科研に在籍したことのある、かつ、世界の医療動向、日本の医療の歴史に明るい上氏でなければ見えないものであるはずだ。

1　世界に逆行するPCR不拡大

――「新型コロナ対応・民間臨時調査会」の報告書によると、日本のPCR件数は、4月1日時点で1万件、5月15日で2万2千件、7月1日で3万1千件、8月7日で5万2千件という推移を経ています。直近の数字を厚労省のホームページから見ると、1日当たりの最大検査能力が10万300件（11月5日現在）となっています。

上　これではインフル流行時には太刀打ちできません。日本が貧弱な検査体制で第一波をやり過ごすことができたのは、19～20年のシーズンは1月以降にインフルの流行が収束したためです。発熱で病院を受診する患者が少なかった。もし、インフルが流行していれば、医療現場は大混乱に陥ったはずです。

――各国はどういう状況ですか？

上　対策を強化していますが、その中心は、検査体制の拡充です。コロナに限らず、感染症対策の基本は早期診断・治療・隔離（自宅待機も含む）なのです。検査しなければ、実態がつかめません。ウイルスの培養は細菌のように容易ではありません。ウイルス感染の診断法の標準はどうしてもＰＣＲ検査になるのです。レムデシビルやデキサメタゾン以外に治療薬はなく、そのレムデシビルもほとんど流通していません。ワクチンも存在しない現時点で、コロナ対策の肝はＰＣＲ検査体制の強化と言っていい。世界各国が試行錯誤しながら取り組んでいます。

――各国の具体的な検査体制を教えてください。

上　流行が再燃した中国・北京市では、市内の食品卸売市場「新発地市場」で感染者が確認された2020年6月11日以降、検査の規模を拡大し、1日当たり100万を超えるサンプルを処理しています。北京市の発表によると、感染発覚以降、7月3日までに合計1005万9000人にPCR検査を実施し、335人の感染が確認されています。北京市の人口は約2000万人だから、およそ半数が検査を受けていることになります。陽性率は0・003%です。だから7月4日に収束宣言を出せたのです。

最近の青島のケースを紹介すると、さらに説得力が増します。10月12日、青島市で12人の国内感染者が確認されると、即座に全市民940万人を5日間で検査すると決定、14日までには750万人分の検体採取を完了し、検査結果が判明した406万人はすべて陰性だった、というのです。

感染拡大が続く米国でも対応は変わりません。ニューヨーク州は7月1日に配信したメールマガジンで、「すべてのニューヨーク州民は州内に存在する750カ所程度の検査センターで、無料で検査を受けることができる」とアナウンスしています。ニューヨーク州の人口は約1950万人ですから、人口2・6万人に1カ所のPCR検査センターが存在することになります。

――それに比べて日本は？

上　検査能力でいうと、2020年6月段階で最大で1日当たり約5万件、9月で6万件、10月末でようやく10万件余です。自民党新型コロナウイルス関連肺炎対策本部の田村憲久本部長（現厚労相）らが、PCR検査や抗原検査について、相当早い時期から「1日10万件の検査能力を持つべきだ」と数値目標を示してきたからですが、米中とは比べものにはなりません。

厚労省がHPで発表している11月5日現在の数字によると、PCR検査の実施累計件数は、328万2830件（2020年2月18日～11月5日までの国

立感染症研究所、検疫所、地方衛生研究所・保健所等実施によるもの）で、その検査能力は最大時で７万７０４５件（10万３００件）となっている。なお注意書きとして、「上記の数値は暫定値であり、変更される可能性がある」「検疫所分は抗原定量検査の件数であり、最大能力には含めず、括弧書きで別掲している」と付記されている。

――６月段階の意気込みも所詮10万件の能力が目標ということでした。その10万件も実態は括弧付きでの達成でしかありません。増やさなくてはいけない、増やそう、という政府の意思がいまだに見えません。

上　「サンデー毎日」２０２０年7月12日号に掲載された岡部信彦・川崎市健康安全研究所所長のインタビュー記事で、岡部氏は「第二波、ワクチンは不明でもＰＣＲ検査信仰は消える」とコメントしています。私はこの記事を読んで驚きました。なぜなら、岡部氏は「普通の学者」ではないからです。２０１３年まで国立感染症研究所（感染研）感染症情報センターのセンター長を務めた専門家で、同年、川崎市健康安全研究所所長に就任している。政府の新型コロナウイルス感染症対策分科会の委員でもあるのです。

感染研は厚生労働省の内部組織で、感染症情報センターは保健所と並び、感染症法に規定された厚労省の感染症対策の中核で、コロナ対策でも中心的な役割を果たす組織です。つまり、政府のコロナ対策の中核組織の責任者だった人物が、PCR検査の必要性を公に否定していることになるのです。これは、世界の趨勢からあまりにもかけ離れています。

――世界の趨勢？

上　はい。第二波対策の要として、世界中でPCR体制強化の議論が進んでいるのです。英科学誌「ネイチャー」は2020年7月9日号に「コロナの検査は感度より頻度が重要」という記事を掲載しました。この記事では、PCRの感度が不十分な点（30～50％を誤って陰性としてしまう）を、検査を繰り返すことで克服しようとしています。

具体的には、ＰＣＲ検査を毎週実施することを推奨している。ハーバード大のチームの研究も紹介していますが、２週間に１回では駄目らしいのです。日本にいると想像できませんが、世界ではＰＣＲ検査の実施回数を懸命に増やしています。例えば、米プロバスケットボールリーグＮＢＡは毎日、野球の米大リーグＭＬＢは隔日、サッカーの英プレミアリーグと独ブンデスリーグは週２回、ＰＣＲ検査を受けることが義務付けられています。

日本のサッカーＪリーグやバスケットボールＢリーグは２週間に１回、プロ野球は月に１回です。このような状況はプロスポーツ界だけではありません。ハーバード大など米国の一部の大学は、９月からの大学再開に備え、週に２回の検査を開始しました。

――日本の対応とはずいぶん違いますね。

上　日本政府の方針は、日本国民にさまざまな弊害をもたらしています。8月、ドイツ在住の知人が「ドイツではPCRの検査能力は、直近の統計で1日当たり18万件です。3月初旬には1日当たり1万件を切っていました。ドイツは増やせたのに、日本はなぜできないのか不思議に思っています」「日本は空港での検査能力が低いので、なかなか往来を再開できない」と連絡してきました。

――技術革新で迅速化も進んでいると聞きます。

上　従来、検査に4～6時間を要していましたが、全自動で時間を短縮することも可能となっています。世界最速とされるオランダのモレキュラー・バイオロジー・システムズ社の製品は、PCR反応（増幅反応）を8分間に短縮し、30分以内で検査を完了できるといいます。研究開発が進めば、さらに時間は短縮されるでしょう。

これなら、病院にお見舞いに行った際に入り口で、あるいは新幹線に乗る前に切符売り場で検査することができます。「Ｇｏ Ｔｏ トラベル」キャンペーンもＰＣＲ陰性者だけが利用すればいいのです。経済的損失を抑えながら、感染対策ができます。まさに、「ウィズ・コロナ」時代を生きる一つの方法になります。

——なぜ、日本は、このような方向で検討が進まないのですか。

上 実は、安倍晋三前首相は繰り返し「ＰＣＲ検査を増やせ」と言ってきました。それにもかかわらず、厚労省の関係部局と担当者が平然と指示を無視しているのです。知人の自民党の元大臣経験者は「コロナ対策を見ていて、どうして首相の言うことを無視するのか、それが不思議だ」と言っています。

だからこそ、西村康稔・経済再生担当大臣が、専門家会議を廃して新しい枠組みを作ろうと試みたのですが、根回しが十分でなかったことを批判されて頓挫し、分科会の新設という形に終わりました。このあたりの真相はメディアでは報じられていません。ＰＣＲ検査をめぐる議論は、国家のガバナンスの観点から考えても問題です。首相の指示を聞かないテクノクラート集団が存在することを意味するからです。
　首相の指示に従わないのだから、国民の意向などどうでもいいということです。悪名高い「37・5度、4日間ルール」を押し通したのも、このような背景なのではないでしょうか、我々臨床医からは信じられない目安です。ところが、そのおかしさを指摘せず、彼らの意見をそのまま流すメディアが多いのには落胆させられます。

――国が動かないものだから、地方から検査拡大の動きが出ています。例えば、世田谷区が独自に件数一桁増の運動を始めました。

上　いいことです。国がやらなくても地方がやればいいんです。保坂区長と児玉教授ですね。児玉さんの力があったからできたんでしょう。ただ、児玉さんができることは、検査機器体制の問題で言えば他の大学もできるということです。
　やらない方がおかしいんです。3・11後の私の経験では、震災後でズタズタにされた福島県の医療も、一つの自治体、具体的には立谷秀清・相馬市長が動き始めたから全体が動きました。見方によっては、基礎自治体の方が知事や役人より「現場」を持っているから動きやすいとも言えます。

2

731部隊の亡霊——専門家会議と感染研

ＰＣＲ検査がなぜ増えなかったのか。ここからは政府の「新型コロナウイルス感染症対策専門家会議」（＝専門家会議、2020年7月以降は分科会に衣替え）、国立感染研、厚労省、という感染症ムラの組織、構造分析に入りたい。

——まずは、専門家会議です。議論の中身もさることながら会議の議事録を作成していなかったことには驚きました。

上　議事録問題は、日本の医療行政の宿痾《しゅくあ》を象徴しています。厚労省による国家統制が「ムラ社会」を産み出し、ガバナンスの欠如を露呈させています。国民のニーズそっちのけで、行政や専門家側の都合ばかりが優先されているのです。

専門家会議と後継の感染症対策分科会の面子は以下の通りです。

専門家会議（旧）

・会長・尾身茂（地域医療機能推進機構理事長）
・会長代理・脇田隆字（国立感染症研究所所長）
・岡部信彦（川崎市健康安全研究所所長）
・押谷仁（東北大学大学院医学系研究科教授）
・釜萢敏（日本医師会常任理事）
・河岡義裕（東京大学医科学研究所感染症国際研究センターセンター長）
・川名明彦（防衛医科大学校医学教育部教授）
・鈴木基（国立感染症研究所感染症疫学センターセンター長）
・舘田一博（東邦大学医学部教授）

・中山ひとみ（霞ヶ関総合法律事務所弁護士）
・武藤香織（東京大学医科学研究所教授）
・吉田正樹（東京慈恵会医科大学医学部教授）

感染症対策分科会（新）

・会長・尾身茂*（地域医療機能推進機構理事長）
・会長代理・脇田隆字*（国立感染症研究所長）
・石川晴巳（ヘルスケアコミュニケーションプランナー）
・石田昭浩（連合副事務局長）
・今村顕史（東京都立駒込病院感染症センター長、感染症科部長）
・大竹文雄（大阪大学大学院経済学研究科教授）
・岡部信彦*（川崎市健康安全研究所長）
・押谷仁*（東北大院医学系研究科微生物学分野教授）
・釜萢敏*（日本医師会常任理事）

・小林慶一郎（東京財団政策研究所研究主幹）
・舘田一博*（東邦大学微生物・感染症学講座教授）
・中山ひとみ*（霞ヶ関総合法律事務所弁護士）
・平井伸治（鳥取県知事）
・南砂（読売新聞東京本社常務取締役・調査研究本部長）
・武藤香織*（東京大学医科学研究所公共政策研究分野教授）

臨時構成員

・太田圭洋（日本医療法人協会副会長）
・河本宏子（ANA総合研究所会長）
・清古愛弓（全国保健所長会副会長）

＊は専門家会議のメンバーで、感染症対策分科会に改編後も残ったメンバー

――主要な方について論評して下さい。

上　尾身さんは自治医大一期生。厚労省の医系技官でした。国際派としてWHOに出向、彼を全体のプレジデント（WHO事務局長）にしようと厚労省が総ぐるみで選挙運動、知人の元医系技官は「金でポストを買おうとしたが、香港のマーガレット・チャンに負けた」と言います。その後「出身母体の自治医科大が引き取ったのですが、ここの学長選でも負けて、厚労省の後輩たちが今のポスト（独立行政法人地域医療機能推進機構理事長）に呼んだ」（前出の元医系技官）そうです。人柄が良く、今回みたいな局面は担ぎやすいので出てくるのですが、知人の官邸関係者は「専門知識に乏しいので岡部さん、押谷さんにコロッとやられてしまう」と評価しています。

岡部さんは感染症ムラの親分の1人、仕切り屋です。この人を通さないと物事が動かない、というタイプの方です。押谷さんは東北大出身です。この大学は意外と国にべったりなんです。NHKの番組に出て、PCR検査は必要ない、と言っていますが、論外だと思います。脇田さんは、もともと輸血の肝炎の研究者で、感染研の雇われママみたいな方です。厚労省の意向に反対できません。

彼らに共通するのは、患者と直接向き合う臨床医ではないことです。私は「彼らは自らを安全なところに置いて批評している」と考えています。彼らが予算をくれる役人に迎合するのは当たり前のことです。

――専門家会議がなぜＰＣＲ検査拡大のネックに？

上　副座長の尾身茂氏が「設備や人員の制約のため、すべての人にＰＣＲ検査をすることはできません。急激な感染拡大に備え、限られたＰＣＲ検査の資源を、重症化のおそれがある方の検査のために集中させる必要があると考えます」と語っています。力点は限られた検査資源の有効利用にあり、検査資源のベースそのものを拡大していこうという発想は最初からないのです。ＰＣＲ検査を増やすことによって、感染状況を正確に把握し、抜本的対策を取ろうという国際標準的な構えとは全く異なるものです。

――なぜ拡大志向がなかったのですか？

上　簡単なことです。検査数が増えれば感染研や保健所の処理能力を超えるからです。感染研は「研究所」です。現在のＰＣＲ検査が形式上は「研究事業」の延長だからこそ、臨床医がＰＣＲ検査を必要と判断しても、断ることが許容されているのです。保健所はそもそも大量に検査するための施設ではありません。そんな能力はありません。

だからこそ、高齢者は２日以上の発熱が続いた段階で帰国者・接触者相談センターに相談するとか、おかしな基準が罷《まか》り通っているのです。早期診断・早期治療は臨床医療の鉄則です。特に高齢者は、治療の遅れが致命的になります。発熱すれば体力が低下し、脱水状態になります。２日間も我慢せず、点滴や解熱剤を服用したほうがいい患者もいるのです。

インフルエンザなら、抗ウイルス剤を服用したほうがいいだろう、という判断も早いに越たことはありません。さらにいえば、高齢者の肺炎は、ほとんどが致命的なものです。PCR検査で新型コロナウイルス感染の診断をつけても、データを集めるという意味では意義がありますが、個々の患者を治療し治癒させるという臨床的目的から言えば、ほとんど無意味なことになります。

――なぜ、感染研は検査を自らのテリトリーに囲い込もうとするのでしょうか。民間にもっと委ねればいいのでは?

上　1日に何万件もの臨床検体を取り扱い、事務手続きや会計処理をするのは、民間検査会社でなければ不可能です。ただ、検査希望者が増えれば、やがて彼らがコントロールできない状況になるのです。

彼らにとっては「命」より「データと予算の独占」のほうが大事なのですが、民間検査が増えることによって、この独占状態を失うことを怖れているのです。このことを示唆する所見は、いくつもあります。例えば、厚労省は大手検査会社の「みらかグループ」と「ＢＭＬ」に協力を依頼したのですが、一方で、彼らがクリニックから直接検体を受託することを規制してきました。２０２０年3月5日にみらかグループが医療機関に送った文章をご紹介しましょう。

「本検査は厚生労働省及びＮＩＩＤ（感染研のこと）のみから受託するものであり、医療機関からの受託は行っていません」と記載しているのです。体裁上は、みらかグループの自主的な動きとなっていますが、この文案を読めばどのような背景があるかは容易に想像がつくでしょう。臨床医の私に言わせれば、検査拡大を、事実上拒否し、感染研の権益を守ろうという専門家会議の提案と、それに沿った厚労省の方針は、まさに犯罪的であり、「人体実験」に近い代物ではないのか、と思えてきます。

――その専門家会議に上さんは「かつての帝国陸海軍の亡霊を見るようだ」と語っておられます。

上　横溝正史の代表作『犬神家の一族』（角川文庫）をご存知でしょうか。犬神佐兵衛翁の財産争いをめぐる惨劇で、例の如く名探偵金田一耕助が活躍するストーリーなのですが、一連の惨劇は実は亡き佐兵衛翁の亡霊が犯人に取り憑いて起こさせたような仕立てになっているんですね。

つまり、人は意識しないところで歴史に操られている。そういうことを考えさせられる作品なんです。安倍政権下で始まった今回の一連のコロナ対策を見てくると、クルーズ船ダイヤモンド・プリンセス号の検疫の失敗、ＰＣＲ体制整備の遅れ、安倍首相による突然の休校依頼、やることなすこと、すべてがうまくいかずに内外から批判が噴出し、すべてが日本の評価を損ねてきて、ついには首相を退陣にまで追いつめてしまったのです。

この一連の惨劇を振り返りますと、どうしても私は『犬神家の一族』を思い出してしまう。亡霊に操られたかのように、関係者がピエロを演じているからなのです。

――亡霊とは？

上　ですから帝国陸海軍です。これについては後で話しましょう。

――ピエロを演じた関係者とは？

上　それが、先ほどの答えです。政府の専門家会議のメンバーなんです。読み解く鍵は、「国立感染症研究所」（感染研）、「東京大学医科学研究所」（医科研）、「国立国際医療研究センター」（医療センター）、そして「東京慈恵会医科大学」（慈恵医大）という4つの組織にあります。

専門家会議は12名のメンバーで構成されていますが、日本医師会、日本感染症学会、公益を代表する弁護士などを除くと、残る9人中なんと8人がこの4組織の関係者なんです。まず、座長の脇田隆字氏は感染研の所長、鈴木基氏は感染研感染症疫学センター長、さらに岡部信彦・川崎市健康安全研究所所長は元感染研感染症情報センター長なんです。3人が感染研関係者と言えます。

次に、河岡義裕氏と武藤香織氏の２人は医科研教授です。川名明彦・防衛医科大学教授は医療センターの元国際疾病センター医長で、尾身茂・独立行政法人地域医療機能推進機構理事長は元医系技官です。医療センターを統括するのは厚生労働省で、医系技官が現役出向しているのです。

さらに、吉田正樹氏は慈恵医大教授で、岡部氏も慈恵医大の同窓ということで慈恵人脈です。この４組織と無関係の委員は、押谷仁・東北大学教授だけです。委員の中には東京大学医学部出身者がいませんが、政府の医療の専門家会議で、東大医学部卒が皆無なのは極めて珍しいことです。

――この４組織がどう問題なのでしょうか？

上　４組織をコロナ対策での予算面というカネ目の問題と、その歴史的ルーツという２つの角度から分析してみたいと思います。まずはカネ目ですが、専門家会議の第８回目の会合（２０２０年２月13日）で「新型コロナウイルス（ＣＯＶＩＤ

－19）の研究開発について」という資料が提出されたのです。それを読むと、いかにこの4組織がカネ目で特別扱いされているかがよくわかります。

この資料によると、緊急対策として総額19・8億円が措置されていますが、内訳は、感染研に9・8億円、日本医療研究開発機構（ＡＭＥＤ）に4・6億円、厚労科研に5・4億円となっています。

ご丁寧なことに、資料には、ＡＭＥＤや厚労科研を介した委託先の名前と金額も書かれてありまして、それによると、感染研はトータル12・2億円、医療センターは3・5億円、医科研は1・5億円の予算措置を受けることになっているんです。4組織分の総額は18・1億円で、予算の91％を占めています。

この資料の目次には、「健康・医療戦略室提出資料」と書かれていますが、室を仕切るのは、国土交通省ＯＢの和泉洋人室長（首相補佐官）と、医系技官の大坪寛子次長（当時）です。週刊誌を騒がせたコンビが、この予算を主導したことになるのです。大坪氏の経歴も興味深いものがあります。慈恵医大を卒業し、感染研を経て、厚労省に就職しています。専門家会議のメンバーと背景が被ってくるのです。

つまり、予算を決めるのも、執行するのも同じ人、組織ということになる。

――コロナ予算の4組織お手盛り体質ですね。歴史的ルーツ問題とは帝国陸海軍の亡霊ということでしょうか？

上 まずは感染研です。その前身は、戦後の1947（昭和22）年に設立された「国立予防衛生研究所」（予研）です。予研は戦後、GHQ（連合国軍総司令部）の指示により、「伝染病研究所」（伝研）から分離・独立した組織です。

伝研は現在の医科研になります。医科研キャンパスを訪問された方はおわかりでしょうが、港区白金台という都内の超一等地に広大なキャンパスを有しています。キャンパスが広いのは、かつて馬などの家畜を飼っていたからで、感染症の研究やワクチン・血清治療の開発に利用していた。

伝研は、1892（明治25）年に北里柴三郎が立ち上げた民間の研究機関です。1899（明治32）年に内務省所管の「国立伝染病研究所」となり、1906（明治39）年に現在の白金台に移転するんです。この伝研の性格を変えたのは、1914（大正3）年の「伝研騒動」です。所管が内務省から文部省（当時）が統括する東京帝国大学に移管されることが決まったのですが、これに対し北里が「感染症対策は大学などの学究機関でなく、行政と連携すべき」と猛反対したのです。

背景には、当時、東大医学部の実力者だった青山胤通《たねみち》教授との確執や、大隈重信首相率いる憲政本党と原敬率いる野党政友会の対立などがあったと言われています。北里は、日本医師会の前身である東京医会や大日本医会のまとめ役になっており、彼らは政友会を支援していました。一方、青山は大学病院の医師を中心とした明治医会の代表を務め、「青山が北里を引きずり降ろした」という噂まであったとのことです。

腹に据えかねた北里は退職し、職員もそれに従いました。そこで困った東大が頼ったのが、当時、陸軍医務局長だった森鷗外です。鷗外は軍医を派遣して伝研を支え、こうして伝研は陸軍との関係を深めていくのです。つまり、感染研も医科研もそのルーツは、陸軍と深いつながりを持っていた伝研であり、その体質をＤＮＡ

として胚胎《はいたい》している組織である、ということです。戦後、伝研から分離された感染研の幹部に、陸軍防疫部隊（関東軍防疫給水部＝731部隊）の関係者が名を連ねたことなどが、その一例です。

――では医療センターの前身は？

上　新宿区戸山に位置することから想像できるかもしれませんが、これもまた陸軍の施設なのです。1868（明治元）年に設置された「兵隊仮病院」に始まり、1936（昭和11）年には「東京第一陸軍病院」と改称されました。つまり、帝国陸軍の中核病院なのです。敗戦で帝国陸軍が解体されると、厚生省に移管され、「国立東京第一病院」に名称が変わり、1993年に「国立国際医療センター」となり、2010年に独立法人化されて、現在に至ります。

もちろん、医療センターに限らず、多くの国立病院の前身は陸海軍の医療機関でした。例えば、「国立がん研究センター」の前身は「海軍軍医学校」で、1908

（明治41）年に港区芝から中央区築地に移転されました。

――慈恵医大はどのように絡むのですか？

上　キーパーソンは、海軍軍医学校の創設者の1人である高木兼寛《かねひろ》という人物です。高木は、薩摩藩出身の医師で、戊辰戦争には薩摩藩の軍医として従軍、明治維新以降は開成所（東京大学の前身）で英語と西洋医学を学び、英国にも留学、海軍では順調に出世し、海軍軍医の最高位である海軍軍医総監を務めました。

高木は、臨床医学を重視する英国医学を取り入れ、その姿勢が有名な脚気の予防法の確立へと繋がり、これが日露戦争での間接的勝因とも言われることになります。1881（明治14）年、この高木が中心になって設立したのが、「医術開業試験」の受験予備校（乙種医学校）であった「成医会講習所」で、これが1903（明治36）年の専門学校令を受けて、日本初の私立医学専門学校として、「東京慈恵医院医学専門学校」となります。現在の慈恵医大です。

「慈恵」と名付けたのは、明治天皇の皇后の昭憲皇太后です。現在も、「公益社団法人東京慈恵会」の総裁には、皇族が就任することとなっています（現在の総裁は三笠宮家の寛仁親王妃信子殿下）。薩摩といえば海軍です。

このため、慈恵医大は海軍との関係が深く、明治期の海軍軍医総監の大部分は成医会講習所の関係者となっています。今の慈恵医大にも、国際保健、公衆衛生の分野に多くの人材を輩出、この伝統が生きています。

世界保健機関（ＷＨＯ）でシニアアドバイザーを務める進藤奈邦子氏は、慈恵医大の卒業生です。英キングス・カレッジ・ロンドン・セント・トーマス病院などで研修後、感染研に就職、２００２年からＷＨＯに勤務しています。慈恵医大らしいキャリアだと思います。

――４組織ともに軍に近かったということですね。

上　そうですね、歴史を振り返ると、今回の専門家会議のメンバーは、帝国陸海軍と関わりが深い組織の関係者で占められていることがわかるのです。軍の特性は何でしょうか。2つあると思います。1つは、情報不開示体質です。

敵軍と対峙することが前提である軍隊には、情報開示は求められません。情報開示による社会のチェックが受けられないため、シビリアン・コントロールが重視されるのですが、軍事は高度に専門的であり、政治家には理解できないことが多く、しばしば暴走を許してしまう。統帥権を盾に暴走した帝国陸海軍の末路にそれがよく現れています。きちんとした議事録を残さない、など専門家会議の運営の仕方を見ると、どうもこの不開示体質がなお残っているような気がしてならないのです。

――もう1つ特徴があると？

上　軍のもう1つの特徴が、自前主義です。軍医の立場になれば、治療薬やワクチンは自前で調達しなければならないのですが、こちらの影響は現在でもはっきり残っています。その1つがワクチンの製造です。ワクチン確保は軍隊にとって重要課題であり、帝国陸海軍が伝研と協力して、ワクチンを確保していました。

現在も、インフルエンザワクチンの製造・供給体制は、他の薬剤とは全く違う仕組みとなっています。数社の国内メーカーと感染研が協力する「オールジャパン」体制です。通常の薬剤は、製薬企業が開発し、臨床試験の結果などを厚生労働省および「医薬品医療機器総合機構」（ＰＭＤＡ）に提出し、当局は提出されたデータを分析し、承認するか否かを決めますが、その際、製薬企業の国籍を問うことはありません。最近は国際共同で治験が行われることが多くなっています。

だが、インフルエンザワクチンの開発は全く違うやり方です。毎年、感染研が海外からウイルス株を入手し、数社の国内メーカーに配布、その培養結果を感染研がとりまとめ、最適な株を国内メーカーに配布するのです。そして、メーカーはワクチンを製造し、感染研が最終的な評価を下すのです。感染研には、その対価として施設設備費や試験研究費という形で税金が投入されています。

知人の感染研関係者は、「この金が感染研の経営を支えている」とはっきり言います。通常の医薬品は処方量に応じて医療機関から卸を介して製薬企業に対価が支払われますが、それとは違った形になっています。だからこそ、処方量を増やしてほしい製薬企業は顧客である医師の機嫌を伺うのに対し、感染研は医師より、政府や与党を気にするようになるのです。

繰り返しますが、海外企業の参入や国際共同による治験が認められている他の薬剤とは全く扱いが違うのです。感染研に対価として投入された税金は一種利権化しています。軍を中心とした戦前のワクチン開発・提供体制が形を変えて生き延びています。ワクチン開発という、最も成長が期待される分野で、日本の競争力を停滞させているのです。

――なぜ、インフルエンザワクチンだけ、通常の医薬品とは扱いが違うのですか。

上　感染研は、「特殊製剤で、特別な品質管理が求められる」と言いますが、この説明を真に受ける人はいません。

私は、戦前から続く利権が残っているからだと考えています。現在、国内でインフルエンザワクチンを製造しているのは、「第一三共」、「ＫＭＢ」、「デンカ生研」、「阪大微生物病研究会」（ＢＩＫＥＮ財団）です。

第一三共は「学校法人北里研究所」から、ＫＭＢは「一般財団法人化学及血清療法研究所」（化血研）から、ワクチン事業を譲渡されました。化血研の前身は、熊本医科大学の「実験医学研究所」です。北里は熊本出身で、化血研の東京事務所は、白金台の東大医科研に隣接しており、いずれも伝研に近い存在です。

デンカ生研は、「東芝生物理化学研究所」から、１９５０（昭和25）年に独立したもので、戦後、公職追放された宮川米次《よねじ》・元伝研所長が所長を務めるなど、陸軍との関係が密接でした。ＢＩＫＥＮ財団は、１９３４（昭和９）年に「大阪帝国大学微生物病研究所」構内に設立されたもので、コレラなどのワクチンを製造し、軍に提供してきました。このように考えると、軍部を中心とした戦前のワクチンの開発・提供体制がそのまま残っていることがわかります。

――コロナ対策の迷走を見て、アメリカの「疾病予防管理センター」（ＣＤＣ）のような「感染症の司令塔」を作るべきだという議論もあります。

上　確かに、政府は新組織を含む体制強化を検討しています。感染症ムラの目標は、「日本版ＣＤＣ」になることでしょう。でも一体、ＣＤＣとは何なのでしょうか。米ＣＤＣは、第２次世界大戦が終わった後の１９４６（昭和21）年７月に国防省のマラリア対策部門の後継機関として発足しました。戦前の日本の伝研に相当する組織で、日本が第２次世界大戦で勝利していたら、伝研は日本版ＣＤＣとなっていたでしょう。

ＣＤＣの特徴は、政府からは独立して、感染症対策を立案・遂行できることです。現在、強力なＣＤＣを持っているのは米国と中国だけで、そこから見てもわかるように強大な軍事力と表裏一体の組織にならざるを得ないでしょう。

先ほどから申し上げている４組織、つまり、感染研、医科研、医療センター、慈恵医大のカルテットは、すでにＣＤＣとしての機能を持っていると言ってもいい。彼らが求めているのは、その機能を法的に保障し、予算を増額することでしょうが、果たして、それが国民のためになるのかどうか。
ＣＤＣができれば、ますます情報開示の圧力を避け、独走することが可能になります。それはまさに、「７３１部隊」がやったことでもあります。私には、帝国陸海軍の亡霊たちが、専門家会議の委員にとりつき、復活を果たそうとしているように見えるのです。

――歴史的因縁はわかりました。現時点での感染症ムラの構図は？

上　日本の感染症対策を仕切るのは、厚労省健康局結核感染症課と感染研、保健所・地域衛生研究所です。その３つが三位一体となって感染症ムラを構成しています。ムラの構造は、外から見ているとなかなかわかりません。私もたまたま、２００９年に新型インフルエンザ対策で舛添要一厚労相（当時）のお手伝いをしたことで、ようやく見えてきたのです。当時私は東大医科研に所属、感染症ムラの一員だったので、中からその雰囲気を知ることができました。

――健康局結核感染症課とは？

上　新型コロナウイルスのような新病原体が発生したときに、厚生労働省で窓口になるのが結核感染症課です。検疫法と感染症法を所管しています。日本の新型感染症対策は、この2つの法律を根拠に実施されます。国立感染症研究所と連携して感染経路を調査するのも、この課の仕事です。ムラの中核は、感染研とこの結核感染症課です。感染研は厚労省の施設等機関で、独立行政法人（独法）ではありません。

所管するのは大臣官房厚生科学課で、健康局結核感染症課の指揮下で感染症対策を行う組織です。健康局結核感染症課と感染研がどういう関係にあるのか。その象徴として「新興・再興感染症及び予防接種政策推進研究事業」という厚労科学研究費を見てみましょう。２０１９年度のこの研究事業の総額は3億４３２０万円で、31人の研究者に配分していますが、うち13人は感染研の研究者で、彼らが受け取った総額は1億４０２５万円と全体の41％を占めています。

この研究事業は、厚労省が主宰する公的研究で、演題の採択は公募形式になっていますが、その実態は身内で山分けしている形です。このお裾分けに与るのは現役だけではありません。感染研ＯＢも名を連ねています。たとえば、大石和徳・富山県衛生研究所所長や岡部信彦・川崎市健康安全研究所所長が２０１９年度にそれぞれ１１５０万円、３１３０万円を受け取っています。彼らが所属する組織は、地方衛生研究所（地衛研）と呼ばれるところで、地方自治体が運営する検査機関なのですが、感染研の有力な天下り先になっているのが実態です。

つまり、地衛研そのものは都道府県や政令指定市などが設立しているのですが、そのトップは感染症ムラが仕切っているわけです。地方からＰＣＲ検査増の要望が出ても、なかなかそれが進まなかったのは、そういった背景もあったと思われます。ムラに求心力が働くのは、資金だけでなく、情報も独占できるからです。研究者にとって、どれだけ情報独占が有り難いかは言うまでもない。一方、感染症ムラは部外者には冷たい。渋谷健司キングス・カレッジ・ロンドン教授（当時）は「超過死亡の調査をしようとして、日本の閉鎖的体質を痛感しました」と語っています。

3 戦犯は誰か？ 医系技官の罪と罰

――感染症ムラの歴史と構造を見てきました。今回のコロナ対策では、どこでボタンのかけ違いがあったのでしょうか？

上 初動で2つのミスがありました。まずは、2020年1月17日です。厚労省が、国立感染症研究所に積極的疫学調査の開始を指示、感染研がその実施要領を公開した日です。

――前日の16日、武漢から帰国した日本在住の30代中国人男性が日本初の感染者であると確認されました。それを受けた措置ですね。

上　そうです。積極的疫学調査とは、感染者が確認されたらその周囲の濃厚接触者も探し出して検査し、感染が確認されれば、感染症法に基づき、強制入院させ、そうでなければ一定期間の自宅待機を要請する措置のことです。実施要領では、濃厚接触者について、同居者、防護具なしに患者の診察、処置、搬送等に直接かかわった者などと詳細に例示しました。

――このスタート時点での積極的疫学調査の発動に問題があった？

上　この方法は潜伏期が短く、特徴的な症状を呈するコレラやペストなど古典的な感染症には有効です。例えば、コレラの場合、潜伏期は1日程度で、感染すれば必ず「米のとぎ汁様」と言われる下痢を起こすので、感染者を見逃すことは少ないのです。ただ、新型コロナウイルスは、症状の出ない無症状感染者という人たちが広

郵便はがき

料金受取人払郵便

麹町局承認

1763

差出有効期間
2022年1月31日
まで

切手はいりません

102-8790

209

(受取人)
東京都千代田区
九段南 1-6-17

毎日新聞出版

営業本部　営業部行

ふりがな	
お名前	
郵便番号	
ご住所	
電話番号	(　　　　)
メールアドレス	

ご購入いただきありがとうございます。

必要事項をご記入のうえ、ご投函ください。皆様からお預かりした個人情報は、小社の今後の出版活動の参考にさせていただきます。それ以外の目的で利用することはありません。

毎日新聞出版　愛読者カード

本書の
タイトル「　　　　　　　　　　　　　　　　　」

●この本を何でお知りになりましたか。

1. 書店店頭で　　　　　2. ネット書店で

3. 広告を見て（新聞／雑誌名　　　　　　　　　　　　）

4. 書評を見て（新聞／雑誌名　　　　　　　　　　　　）

5. 人にすすめられて　　6. テレビ／ラジオで（　　　　　　）

7. その他（　　　　　　　　　　　　　　　　　　　　）

●どこでご購入されましたか。

●ご感想・ご意見など。

上記のご感想・ご意見を宣伝に使わせてくださいますか？

1. 可　　　　2. 不可　　　　3. 匿名なら可

職業	性別 男　　女	年齢 歳	ご協力、ありがとうございました

範に出てくる全く別系統のウイルスです。

今回のやり方では、検査を中国から帰国した感染者と濃厚接触者に限定することになってしまい、結果的に潜伏期や不顕性感染の患者を検査対象から漏らし、そこからの感染ルートを野放しにすることになってしまったのです。

次に1月28日です。厚労省が新型コロナを感染症法上の指定感染症の「2類感染症並み」に政令指定しました。重症急性呼吸器症候群（SARS）、中東呼吸器症候群（MERS）と同じ2類指定でしたが、これにより無症状感染者であっても、つまり医学的には入院の必要性がなくても、感染症法に基づいて強制入院させられることになったのです。

――無症状感染者まで強制入院、しかも症状の出ている患者と同等の扱いが必要となると、ベッド数がいくらあっても足りなくなります。そこに医療崩壊（ベッド供給体制の限界超え）の懸念が生じ、PCR検査数拡大への自粛、自制につながった、ということでしょうか？

上　そうです。新型コロナは潜伏期間が長く、無症状者が多い。症状が出ている人も、基本的には軽い人が多く、一部の人が重症化するという特性を念頭に置いた対応になっていなかった、と言えます。確かに濃厚接触者は徹底的に検査されました。だが一方で、濃厚接触者という該当要件から外れた一般の発熱患者に対しては、ＰＣＲ検査を厳しく抑制することになってしまいました。

――１月17日の積極的疫学調査の開始、28日の感染法上の２類指定という、この２つの措置に誤りがあったと？

上　そうです。特に28日が問題だと思います。17日に始まった積極的疫学調査路線、つまり濃厚接触者に限定してＰＣＲ検査を実施していくという路線を切り替える機会を自ら逸し、無症状感染者や軽症者を自宅やホテルという病院以外で隔離するという道を法的に閉ざすことになったからです。

この段階で、新型コロナ対策は濃厚接触者の塊を徹底的に追跡するクラスター調査が主体になりました。何も私はクラスター追跡をするなとは言いません。世界の趨勢に反してクラスター一本足打法になったことを問題視しているのです。この路線のおかげで、一般的な発熱患者が検査を求めてもなかなか順番が回ってこない、あるいは拒否される、という日本的悲劇が生まれました。無症状感染者からの市中感染拡大、という視点もないがしろにされました。

――「クラスター対策班」をどう見ますか？

上　「クラスター対策班」は、厚労省の新型コロナウイルス対策本部に属する総勢30人程度の組織です。国立感染症研究所が担当する「データチーム」と東北大学が担当する「リスク管理チーム」に国立保健医療科学院、国立国際医療研究センター、北海道大学、新潟大学、国際医療福祉大学などが協力、リスク管理案の策定を本務としています。

この手の研究につきものの東京大学の名前がないのが1つの特徴です。クラスター班の影響力は絶大です。例えば、2020年4月16日に当時の安倍政権は、4月7日に東京、大阪など7都府県に発令していた緊急事態宣言を全国に拡大する方針を明らかにしましたが、その前日の15日には「クラスター班」が記者会見を開き、全く対策をとらない場合、最悪で約41万8000人が亡くなるという衝撃的な予想結果を発表し、接触8割減の徹底を求めました。記者会見を仕切ったのは西浦博北海道大学教授（理論疫学、現・京都大学教授）です。

NHKは4月4日、11日の2週にわたり、西浦教授と押谷仁東北大学教授（ウイルス学）を中心としたクラスター班の活動を「NHKスペシャル」で紹介しました。私が言いたいのは、研究成果を発信する側とそれを国民に広く周知するメディアとの距離感の問題です。西浦、押谷両教授が啓発活動に余念がないのは結構なことですが、4月15日には「対策の根幹をなすクラスターの早期発見・防止拡大と、発生防止のための様々な対策に関する事項について、より詳細にお伝えする」ため、厚労記者会会見室で意見交換会まで始めた、と聞いています。

霞が関と記者クラブの関係は多くの癒着と失敗を生んできました。研究者が記者クラブと昵懇《じっこん》になることは、ピアレビュー（専門家仲間が研究成果を情実なしに公正に評価するために行われる吟味）を基本とするアカデミアが一線を超え、行政の一員と化してしまうことを意味します。記者クラブもまた裏取り取材の必要がなく手間が省けるのでそれを歓迎、海外メディアのように独立した識者のコメントを取らずに右から左に報道することが多いように感じます。

――西浦教授の「41万人犠牲」説はショッキングでした。

上　記者クラブがそのまま報じましたが、冷静に考えれば、その主張には矛盾が目立ちます。筆者が理事長を務める医療ガバナンス研究所に出入りする大学生は、「新型コロナが蔓延し、40万人も死ぬなら、クラスターを探しても意味がないのではないでしょうか」との疑問を呈していましたし、情報工学を専攻する大澤幸生東京大学大学院工学系研究科教授は、「私は関連する論文も拝読した結果、やはりモデルが単純すぎて混乱してしまった」と述べておられます。

　私は情報工学の専門家ではないので、この問題にはこれ以上踏み込めませんが、臨床医として気になるのは、対策の優先順位でした。第一波で問題となったのは院内感染なのです。厚労省がＰＣＲ検査を規制してきたため、院内感染が蔓延したのはご存知の通りですが、西浦教授の「接触８割減の徹底」は院内感染には効かないのです。院内感染が起これぱいかに管理が難しく、どれほど多くの患者が亡くなるか。その際、主治医はどのような立場に立たされるかなどは経験した者でなければわからない。骨髄移植を専門としていた私は、数名の患者を院内感染で亡くした苦い経験があります。

　遺族に説明する際の気まずさ、民事訴訟となる可能性など、当時のことは今でも鮮明に覚えています。院内感染対策は、早期発見・早期隔離を繰り返すしかないのです。ところが、クラスター対策班には、このような配慮が欠けていて、クラスターの早期発見・拡大防止さえすれば、ＰＣＲ検査は不要という立場をとり続けてきました。

3月22日に放送された『NHKスペシャル〝パンデミック〟との闘い～感染拡大は封じ込められるか～』に出演した押谷教授もそうでした。「すべての感染者を見つけなければいけないというウイルスではないんですね。クラスターさえ見つけていれば、ある程度の制御ができる」「PCRの検査を抑えているということが、日本がこういう状態で踏みとどまっている」と述べています。その後、私の知る限り、押谷教授は、自らの学説が間違いであったとは認めていません。多くの患者が院内感染で命を落とし、多くの国民が緊急事態宣言で失業した現在、その見通しの甘さを国民に謝罪するならともかく、「このままでは40万人以上が亡くなる」と国民を脅しているのです。なぜ、こんなことが罷り通るのでしょうか。それは押谷教授や西浦教授が医系技官の主張を代弁しているからです。私は迷走の主犯は医系技官だと考えています。

さて、医系技官の問題はまた改めて触れるとして、本題に戻ろう。感染症ムラはどこで対応を間違ったのか、というテーマだ。ポイントは無症状の感染者

の存在であった。検査の徹底で彼らをどこまで把握するのか。把握できた彼らをどう処遇するか、入院以外の隔離の方法はなかったのか。それがコロナ対応の鍵であり、そのためにPCR検査数の拡大が必要であることも分かってきた。だがそもそも、これまでの感染症にはなかった無症状感染者というカテゴリーは、いつの段階で生まれたのか。

――無症状感染者問題を世界はいつ把握したのでしょうか。

上　2020年1月24日、香港大学の研究者たちが英「ランセット」誌に無症状の感染者の存在を報告しています。日進月歩の科学・医学の世界では、グローバルなコンセンサス（科学的知見の国際標準）がその都度形成されます。国家ではなく、世界最高水準の学術5大誌、つまり、「ネイチャー」「サイエンス」「ニューイングランド・ジャーナル・オブ・メディシン」「ランセット」「アメリカ医師会誌（JAMA）」が決めるのです。査読制の週刊医学雑誌「ランセット」は特に重要です。リチャード・ホートン編集長が発信する情報の権威、精度は定評があるからです。

――その「ランセット」誌が1月24日に、無症状の感染者に関する論文を掲載していた、ということですか。

上　そうです。つまり、これは世界の専門家たちが、無症状感染者の存在を重大視していることを意味するのですが、日本ではこの情報を見落としていたのです。日本の担当者が、世界でもっとも権威ある医学誌をフォローできていなかったということだと思います。これではまともな対策など打てるはずがないのです。

――医学誌のフォローはできていなかったが、現実に無症状感染者が現れた？

上　1月30日、武漢からの帰国者に無症状の感染者がいることが判明しました。厚労省は日下英司結核感染症課長が急遽緊急記者会見を開いて「新たな事態」の発生という認識を示したうえで、「潜伏期間にほかの人に感染させることも念頭において、対策をとらねばならない」とまで言いました。無症状の感染者が見えないところで市中感染源になる可能性が出てきた段階で、帰国者とその濃厚接触者中心のクラスター調査一本足打法では対応できない、ということになるはずなのですが、その時点で路線変更はありませんでした。

――1月段階で2つの行政措置の誤りと、重要情報の見落とし、軽視があったということですね。

上　問題はその後の厚労省の頑な姿勢です。2月、3月中旬ごろまでは路線変更は一切認めませんでした。ＰＣＲ検査拡大を求める声が巷から湧き起こっても、専門家会議も厚労省も自民党厚労族も「医療現場の崩壊防止」を印籠にことごとく封じ込んできました。まともに応えようとしませんでした。無症状者の強制入院・ベッド圧迫問題も、韓国のように無症状者、軽症者は入院させずに別施設に入ってもらう、という手があったはずなのに、そういった議論がなかなか進みませんでした。

――軽症者に自宅、宿泊療養を認めるマニュアルを厚労省が出したのは4月2日になってからです。厚労省はなぜここまで動かなかったのでしょうか?

上　端的に言えば、クラスター調査班がいらなくなるからです。PCR検査拡大の必要性、つまり、経路不明の市中感染が増えているのを認めたら、帰国者または濃厚接触者の塊をいくら追跡調査しても意味がなくなるからです。クラスター一本足打法を続けることが関係者にとって都合が良かった、ということだと思います。

――関係者とは誰ですか?

上　まずは感染研と専門家会議です。彼らはクラスター関連予算増で利権を温存しました。繰り返しますが、2月13日に決まった総額153億円のコロナ緊急対策の中には「有症者発生時の感染拡大防止に必要な措置」として30・2億円が計上されていますが、これは主にクラスター対策班経費でした。

と同時に感染研に対しては研究開発費として9・8億円の予算がつきました。年間予算61・92億円（2019年ベース）の組織としては小さくない額です。予算だけではありません。権益擁護もあったと思います。PCR検査を拡大すると、一般のクリニックや民間検査会社任せになり、相対的に感染研のプレゼンスが薄くなる。出番がなくなってくるわけで、それは好ましくないという思惑が働いたのです。検査を抑制することで、感染研の検査権益も侵されずに済んだわけです。

――厚労省にとっては、どうだったのですか？

上　ただひたすら法と政省令に従って前例踏襲型行政をするだけでした。現場は保健所に投げていればそれでよかったのです。行革で数を減らされてきた保健所が、今回のコロナ禍で必要な公衆衛生行政機関として改めて見直されたのは彼らの省益にもかなうことでした。保健所長は厚労省医系技官の重要な天下りポストだったからです。

――安倍政権にとってはどうだったのでしょうか？

上　当時の政権の最大の関心事は、東京五輪を予定通り何とか開催することでした。感染者数を少なく見せるため検査抑制は悪い話ではなかったと思います。

――感染症ムラも政権も検査抑制・不拡大路線を良しとした。だが、感染者数、死者数が増大するにしたがって、その路線にボロが出てきたわけですね。

上　うまくいくはずだったのが、各地からいろいろ問題が起きてきました。院内感染が爆発的に発生、検査を必要としている患者さんが検査できない、という悲鳴が医療現場から上がってきました。どこでどう感染したのかつかめない、志村けんさんのようなケースも多数出て収拾がつかなくなりました。どこかで方向転換しなければいけない、ということになり、3月24日、東京五輪延期が決まった途端にＰＣＲ検査数を増やしたのです。

――3月13日の新型インフルエンザ特措法改正の影響はどうだったのですか？

上　それもまた局面を変えました。法改正を受け23日には内閣官房にコロナ対策推進室が設置され、コロナ対策は厚労省から官邸主導に切り換わりました。これは厚労省にとってはある意味都合のいいことでもありました。アベノマスクや10万円の給付金問題で盛り上がり、ＰＣＲ検査抑制批判の矛先を一時的にかわすことができ、その間さらに検査数を増やしていきました。

上氏の言う通りであった。ＰＣＲ検査件数は少しずつではあるが確実に増や

されていった。（82ページの「新型コロナ対応・民間臨時調査会」報告書のデータ参照）。それでも各国に比べてまだまだ検査件数は少ないというのが実態だ。

6月末時点では、人口1000人に対する検査件数は米国が97・30人、イタリアが89・15人、英国が73・64人、シンガポールが70・83人、ドイツが70・10人、韓国が24・44人だったのに日本は5・30人（英オックスフォード大の研究者の公表データより）だった。

問題は、さすがにPCR検査の少なさに気付いた安倍首相が5月4日、この状態を「目詰まり」と指摘した上で検査を増やすよう指示したにもかかわらず、担当官庁たる厚労省がサボタージュするならまだしも、首相周辺や有力族議員に対し「広範な検査の実施には問題がある」とのマル秘文書を持ち回り、首相指示に逆行する工作に走っていたことである。

「はじめに」でも紹介したが、この裏切りの構図を暴いたのは、「新型コロナ対応・民間臨時調査会」（小林喜光委員長）であった。このコロナ臨調は、元朝日新聞主筆・船橋洋一氏が率いるシンクタンク「アジア・パシフィック・イニシアティブ」が組織したもので、2011年の福島原発メルトダウンの際にも民間による事故調査委を起ち上げ、事故の真因に迫る報告書を作成したという実績を持っている。

今回のコロナ報告書は、政府のコロナ対応について、安倍首相以下政策責任者83人に対し101回のヒアリングとインタビューをもとに作り上げた。専門家会議のまともな議事録もない中、唯一日本におけるコロナ対策の全容を記した貴重な資料となっている。

その中でも特ダネとして光るのが、安倍一強とも言われた首相をも出し抜いた厚労省のマル秘ペーパーである。船橋チームの努力に敬意を表すためにも、ここにその説明資料を再録しておきたい。

「(補足) 不安解消のために、希望者に広く検査を受けられるようにすべきとの主張について」と題したもので、「自分がコロナウイルス感染症に罹っていないか不安に思っている人が多いため、無症状者を含めて広く希望者には

ＰＣＲ検査を受けられるようにすべきではないか、という意見がある。しかしながら、ＰＣＲ検査が１００％の感度、特異性を持たない以上、広範な検査の実施には問題がある」とし、偽陽性から生じる問題として医療崩壊を招く可能性に言及、偽陰性から生じる問題については、かえって感染を拡大させる、として、「従って、医師や保健所によって、必要とみられる者に対して検査を実施することが必要」と結論付けている。

この偽陽性、偽陰性を理由にした検査サボタージュについての上氏の見解は以下である。

「厚労省は、ＰＣＲ検査をしても、現在の検査キットでは感度が70％ぐらいで、１００人の陽性者のうち30人ほどを見落とす可能性があり、また、誤って陽性となる偽陽性の確率も１％ほどあるとして、広く検査を行わない理由としているようですが、感度が低ければ、繰り返し行うというのが、科学研究誌『ネイチャー』にも発表されている世界的な常識です。仮に３割エラーが出るとして、２回ＰＣＲ検査を受けて、エラーとなる確率は９％、３回受ければ

1%以下になります。偽陽性者も何度も検査することで、正確なことがわかる。どんどん検査すればいいんです」

クラスター利権墨守を基本としながら、五輪延期や特措法改正を機に検査の小出し増加をはかってきた経緯はわかった。ただ、それはあくまで小出し増であり、感染症ムラが本気になって検査の抜本拡大には取り組んでこなかったこと、その理屈立てとして偽陽性、偽陰性問題を使ってきたことも判明した。

次は、この「検査抑制の罪と罰」を考えたい。罪は誰が負うべきなのか、罰はどういう形で我々国民を襲うのか、である。

まずは罰からだ。検査を受けられずに亡くなった方々がいた。大相撲の勝武士さんは症状を訴えてから6日間検査を受けられなかった。俳優の岡江久美子さんも4日待てと言われ自宅療養中に死去した。ニュースになっていないケースも相当数あろう。検査難民のストレス、検査ができないことによる医療現場の混乱も察して余りある。ただ、最大の国民的負の後遺症は、正確なデータというエヴィデンスを欠いているために、いつまでたっても感染の全体像を把握

できないこと、その結果として説得力のある出口戦略が立案できないことではないか。

――そのほかにも罰は2つある、というのですが。

上　「超過死亡」というデータがあります。例年の死者数との変化を見るもので、それによると、2020年2月、3月の東京都の死亡数は例年より1週間当たり50人〜60人多く、4月第1週から減っています。厚労省は、2、3月は日本のクラスター作戦が感染抑止に成功、3月末に欧州から入ってきたウイルスが4月の感染者増につながった、と言いますが、それは自己正当化の論にすぎません。

PCR検査を小出し増にした結果、4月以降に感染状況が悪化したように見えますが、実は感染ピークが韓国、台湾と同様に2、3月に来ていながらそれに気づいていなかった可能性があるのです。

もう1つは、日本ではPCR検査の抑制により、医師や看護師ら医療関係者をウイルスから保護できていなかったのではないか、との疑念です。
我々の医療グループで医師、看護師ら医療従事者の抗体保有率を測ったところ、10％と一般人の5％の倍でした。それに比べ、日本よりはるかに感染状況が悪かったニューヨークでは、医師の抗体保有率は一般人より低かったのです。その意味するところは、ニューヨークのほうがむしろマスクや医療器具を手当てし、PCR検査も頻繁にすることで医療関係者をしっかり保護していた、ということです。つまり日本では、医師、看護師ら医療従事者もそうですが、介護、保育、教育など人との接触回避が困難な職種のエッセンシャルワーカーたちを守る体制もできていなかった。

――ズバリ、戦犯は誰だと思いますか？

上　専門家会議も政治家もすべて振り付けは厚労省です。当時、その任にあった鈴木俊彦事務次官、鈴木康裕医務技監のダブル鈴木氏、コロナ対策所管課の日下英司結核感染症課課長、加藤勝信厚労相の4人ではないでしょうか。1人付け加えるとすれば、宮嵜雅則健康局長（いずれも当時）ですかね。

――あえて罪状を問うと、どうなりますか？

上　科学に背を向けた対策で大きな弊害、被害を残しました。ラッキーだったのは日本のウイルスが米欧に比べて弱毒性だったことです。日下課長は初動の判断を間違えました。「ランセット」情報も知らず感染症の政令指定をしてしまいました。その上司が宮嵜局長、鈴木医務技監の医系技官ラインです。このラインが決めれば、路線転換は十分に可能でした。話の内容が高度に専門的であるがゆえに官邸も文句は言えないからです。だが彼らはそれをしませんでした。

――感染症ムラは誰が采配しているのですか。医系技官と呼ばれる人たちですか？

上　そうです。ここで医系技官の問題点を指摘したいと思います。医系技官とは、医師免許を持つ厚労省のキャリア官僚です。次官級、局長ポストを1つずつ有する総勢約200人の一大勢力です。その最大の特徴は、医師国家試験に合格しているという理由で公務員試験が免除されている霞が関では極めてユニークな存在であることです。高級官僚になるのに、その基礎能力が問われない仕組みになっています。

――どうしてそうなったのですか？

上　歴史的な背景があります。戦前の戦争協力体制というのは、内務省と陸海軍によって形成されていました。保健所は1937（昭和12年）年にこの内務省が、健兵健民政策と言って兵隊と民を強くしようと各都道府県に作らせたものです。終戦時には750まで増えましたが、戦後はGHQが、この戦争協力体制の軸となった内務省を解体し、傘下の保健所を厚生省に移管させました。

その際に厚生省の公衆衛生3局のトップは医師、技官に限るとしたのです。日本国憲法のGHQ草案作りで中心的役割を務めた民政局次長のケージスが医師免許さえあればいい、と言ったことから、国家公務員試験が免除される仕組みとしてスタートしたのです。今に至るまで免除されています。

――それでも医系技官の希望者は少ない、と聞きます。

上　そうですね。希望すれば、よほど大きな問題がない限り、採用される、と聞いています。もちろん、医系技官の中にも優秀な人材はいます。ただ、その数が極めて少ない。有為な人材は保険局で健保問題に携わったり、医政局で医師不足対策にあたります。二番手以降が健康局や公衆衛生部門、WHOや国立感染症研究所、地域厚生局長といった部署に回されるのです。

失礼ながら、これら2軍プレーヤーたちが感染症ムラの住民であり、コロナ問題の担い手だった。弱いところに難しいミッションが落ちた、ということです。例えば、クルーズ船ダイヤモンド・プリンセス号に停留を命じ、検疫を指示した横浜検疫所長も医系技官でしたが、船内で感染が拡大し、国際的な問題となっても、記者会見などの形で説明することはありませんでした。同号の下船者に対し、「ゴジラのような大きな咳をする人がいない限り、感染しない」と言って顰蹙を買った東海北陸厚生局長もまた医系技官でした。

――ただ、医療界からは医系技官への批判はあまり出てきません。

上　それは、医系技官がポストと予算を差配する力を持っているからです。時に配分は恣意的に見えます。2020年通常国会で通った補正予算を見ると、PCR検査等の体制確保に充てられるのは、わずか49億円なのに、国立病院機構、地域医療機能推進機構には65億円が、一般の医療機関を対象とした緊急包括支援交付金1490億円とは別に措置されました。

後者の理事長は専門家会議の副座長を務めた尾身茂氏でした。医系技官のムラ社会の構造を調べたければ、「厚生労働科学研究成果データベース」が参考になります。どのような研究者が、どのような厚労省の部局とつるんでいるかが一目でわかるのです。業績に不釣り合いな研究費が付いていれば、そこに何らかの「特殊な関係」が存在するのではないかと推認されます。

医系技官に求められるのは、医療・医学の知識です。欧米や韓国の医務技監に相当するポストの人物は、臨床・研究経験を積んだ一流の専門家です。だからこそ、最先端の医学研究を咀嚼《そしゃく》し、臨機応変に対応できたのです。

それに比べて日本の医系技官の実態はお粗末としか言いようがありません。ごく一部の力のある人が仕切れるようになっており、彼らがいかにおかしなことを言っても、メディアも政治家もそのことを疑問視しない、そういう構造になっています。医官としてまともに法の勉強もしたことがないのです。

加藤勝信、田村憲久歴代厚労相もここには手が付けられませんでした。菅首相が縦割り排除と言っていますが、霞が関改革の最優先課題は私から言わせると、この医系技官制度の解体、再編だと思います。大学の医学部を出たというだけで実務経験からほど遠い人たちが医系技官という肩書と権限を与えられている。このＧＨＱのお土産のような制度をゼロベースで見直すべき時期になっていると思います。さもなければ感染症ムラも変わることができないのではないでしょうか。

第3章

なぜ私は批判するのか

医師としての原点から

この章では、この間の安倍、菅両政権の日本的コロナ対応に対し根源的批判と提言を繰り返してきた上氏の医師としての原点を探りたい。というのも、この国では、政府の方針におもねらず、また感染症ムラへの忖度なしに、世界の先端研究に学びつつ真っ当な提言ができる科学者が極めて少ない、と感じるからだ。政府のコロナ対策が経済優先・人命軽視で進められ、専門家会議と感染研が厚労省の方針に組み敷かれている中、政治から独立して批判、提言を続ける上氏の存在は、とても貴重なものと思われる。

だが、上氏がいかにしてそのポジションを作り上げて来たのかは、これまであまり明らかになっていなかったように思える。灘高、東大医学部、東大第三内科、虎の門病院、国立がんセンター中央病院医師、東大医科研特任教授、という目の覚めるような体制内エリート人生の中で、何をどう考え、今のような体制批判、反骨の視座、立場を獲得するに至ったのか。その医師としてのキャリアを振り返りつつ、上氏の実像に迫りたい。

1　我が医師としての原点——東大闘争とオウム事件

——関西のご出身ですね。「上《かみ》」という姓は初めて聞きました。

上　ルーツは、兵庫県の淡路島です。江戸時代までは徳島の蜂須賀藩ですね。上組とかいう港湾関係の会社がありますが、先祖はその一族かもしれません。私は神戸で生まれました。親父は普通のサラリーマンでした。

——なぜ医学部を？

上　さほどの主体性はありません。私が通っていた灘高校は東大に行って当たり前という雰囲気がありました。成績が良い生徒は取りあえず東大の理科三類（医学部コース）を選んだものです。

――お父さんが早く亡くなられた？

上　私が高校2年の時です。糖尿病性腎症でした。20代に1型糖尿病を発症し、それ以降インスリン注射、食事療法を続けていましたが、当時1型糖尿病は死の病で、節制や投薬を続けても、病状は着実に進行し、やがて網膜症や腎症を合併して死に至ると言われてきました。母は父の食事を作る際、常に秤で分量を量り、栄養管理に細心の注意を払い、父も弱音を吐きませんでしたが、やはり私は普通の子供より、病気や健康のあり方について考えるようになりました。

――母方のお祖父さんがお医者さんだったとも。

上　西野廣吉という九州帝大病院の外科医でした。師事したのは赤岩八郎教授で、太平洋戦争の末期に米兵捕虜を生体解剖したとして逮捕された石山福二郎教授（逮捕後自殺）の前任者でした。この事件は遠藤周作が『海と毒薬』という小説にしていますが、医療と道徳について考えさせられる名作です。祖父は日中戦争の開戦とともに出征し、主に満州で軍医として働きました。終戦後はシベリア抑留を経て故郷の淡路島で開業します。私が生まれた時はもう亡くなっていましたが、母から繰り返し祖父の話を聞かされました。私の中で医師にならねば悪い、という母に対する強迫観念のようなものがあったのは確かです。

――大学時代は？

上　私が入学したのは１９８７年。医学に興味が湧かず、講義や実習にはあまり出席しない不真面目な医学生でしたが、ただ、その我々を指導してくれた当時40、

50代の人たちの影響を強く受けました。1968年に安田講堂を占拠した東大全共闘世代です。我が国の歴史の中で学部全体で国家権力と対峙したのは、東大医学部だけです。この世代の東大医学部出身者は、自分が学生運動に関わらなかった人でも、問題があれば自分たちで糺《ただ》さなければならないという気概がある人がたくさんいました。パワーのある人が大勢いました。

――その一人が参院議員にもなった今井澄《きよし》さんだと。

上　今井さんは安田講堂事件では実質的な現場責任者で、封鎖解除後に逮捕され服役します。出所後には臨床医として再出発、1980年、40歳で長野県諏訪市の諏訪中央病院の院長になり、「長野モデル」と言われる地域密着医療を展開します。その後継者があの「あきらめない」「がんばらない」で有名な鎌田實医師です。今井さんは日本の医療改革を政治の現場で実現しようと参院議員に2回当選（最初は日本社会党から出馬、後に民主党に移籍）、参院決算委員長、厚生委員長まで務めますが、2002年にがんで亡くなりました。その盟友だった仙谷由人（元内閣官房長官、2018年死去）さんからは「今井さんが生きていたら日本の医療は変わっただろう」と何度もお聞きしたことがあります。

――今井さんの生き様が上さんの1つの指針になっているような気がします。ところで、オウム真理教と接点があった、と聞きましたが。

上　学生時代から研修医の頃です。灘高、東大の友人の中で教団の幹部になった人たちがいました。彼らに誘われ南青山の道場に行ったこともありますし、彼らとはいろんな議論もしました。私自身、チベット密教の権威に魅力を感じたのは事実です。だが、やはり私はついていけませんでした。彼らの主張にリアリティーが感じられなかったのです。例えば、彼らは「剣の達人になれば、接触しなくても気のエネルギーで切れる」と言うのですが、高校時代から大学までずっと剣道に打ち込み、その勝負、鍛錬の厳しさを知る私にとっては、とても納得できる世界観ではなかったからです。ただ、友人たちがなぜあの世界に引き込まれて行ったかは理解できました。

——それはなぜ、ですか？

上　エリートは権威に対して従順です。これは医師に限った話ではありません。官僚や大企業の社員も同じです。権威を持ち出されると、迎合しようとします。自分の無知をさらけ出すのが怖いので、わからない、知らない、とは言えないのです。挫折を知らない真面目で優秀な若者だからこそ引き込まれていきます。オウム真理教は、日本の歴史に残るテロ事件を起こしました。多くの医師、医学生が関わりました。私も一歩手前まで行っていたのかもしれません。医師は単に医学を勉強するだけではダメだ。それ以前に真っ当な社会人でなければならない。そのことを私に深く示唆した事件でした。

――93年に東大を卒業しますね。

上 卒業後の1年間は東大医学部付属病院で研修し、2年目は大宮赤十字病院（現さいたま赤十字病院）に移りました。私が首都圏の医師不足に関心を抱くのはこの時がきっかけでした。埼玉県は意外にもわが国で最も医師の少ない地域です。医療格差の問題をもろに現場で体験しました。『病院は東京から破綻する―医師がゼロになる日』（朝日新聞出版、2017年）を書くきっかけにもなりました。その後埼玉県とはご縁があり、非常勤も含め20年間にわたり、同県内で診療を続けています。

――95年、東大医学部に戻られた。

上 第三内科に入局しました。日本最古の伝統を誇る内科で、多くの著名な医師・医学者を輩出、日本の医学会は東大第三内科が仕切っている、と言われるところでした。第三内科が強かったのは、血液病、循環器病、糖尿病でしたが、私は、血液グループを選びました。白血病や悪性リンパ腫など血液の悪性腫瘍を治療するコースです。

――憧れの第三内科の日々はどうだったのですか?

上 入局すると、ほどなく強い違和感を抱きました。直接指導を受ける先輩医師たちの話題のほとんどが基礎研究に関することで、病棟におられる患者さんの治療が二の次だったからです。彼らのキャリアパスは助手を数年務めて留学、留学先で基礎研究に没頭し、論文を書き、何とか一流科学誌に論文を掲載してもらうことです。そうすれば大学教授への道が開けます。

――日々の臨床医療より基礎医学の研究論文が出世の早道だと。

上　医局の中がそういう雰囲気なものですから、医局員は勢い臨床そっちのけで基礎医学の実験や論文に精を出すことになります。臨床医学の発展というのは、副作用報告など症例報告の地道な積み重ねが基本です。報告は公開され、同じ症例を持った医師が参考にし、治療に生かします。その原点が忘れられた空間でした。実際に助手を務めた先輩たちは、診療のことをduty（義務）と呼び、我々研修医には「臨床はほどほどにして実験、研究を始めたほうがいい」「ちゃんと研究しないとまともな医師にはなれないよ」と言っていました。私はこういった言い方には強く反発を感じていました。何度も言い争いになりました。

——それで、ついには第三内科を飛び出した？

上　30歳の時でした。指導教員と激しくぶつかりました。科学的実績はあっても彼らが胡散臭く見えたのです。私がわりと思ったことをズケズケと言うタイプだったこともあるでしょう。要は更迭です、外に出されたわけです。

――6年間いた東大病院を去ってからは?

上　99年からは虎の門病院に移り、2年半おりました。その時にいい上司と巡り合えました。包容力があり好きなようにやらせてくれました。何よりも、彼は患者さんのためにいいと思うことは何でもしようというタイプでした。私の担当は骨髄移植でした。当時、骨髄移植でミニ移植という新しい手法が開発されました。当時の移植の対象者はマックス40歳だったのですが、イスラエルの医学チームによって、50歳でも可能な移植技術が発表されたのです。それをすぐ虎の門病院で取り入れ、実践したことが評価されました。どんどん患者さんが増えて、実績をあげることができました。

――その評価でヘッドハントされた。

上　２００１年に国立がんセンターに招聘されました。当時がんセンターでは骨髄移植チームが３つありましたが、私たちのチームが実績をあげたものですから他の２チームと軋轢が生まれました。患者さんを送ってくれる医師や病院に足繁く説明に行き、信頼関係が作っていただけのことなのですが、患者さんの取り合いみたいになってしまいました。先輩医師たちからは、君たちの礼儀はなってない、人間としてなってない、などと批判されたこともありました。

――ただ、そこでの経験は上さんにとって、貴重なものになった？

上　そうです。国立がんセンターは厚労省の外局です。事務長が本省の指定職、局長・審議官級です。厚労省という組織を内側から眺める好機になりました。毎年どういう形で予算がついて、各部署に回っていくのか。科学研究費の裏金作りがどう行われるのか。いかにして製薬会社の営業マンたちが部長連中に言い寄って行くのか。内実をよく知ることができました。

――上さんにも誘惑はあったのですか？

上　ありました。薬屋さんの講演会にも呼ばれました。1時間程度講演することが、論文や原稿を書くのに比べて、いかに費用対効果がいいものか。驚きでした。

――ただ、上さんはその世界には染まり切れなかった。

上　2005年に国立がんセンターをやめ、東大医科研で研究事業と診療をやることになりました。そろそろ、という気持ちがあったのと、何人かの人との出会いがあり、私にとってはラッキーな転機でした。あのまま国立がんセンターにいたらちょうど今ごろ科長くらいにはなっていると思いますが、長い物に巻かれているうちに真っ当な判断力を失っていたでしょう。医科研では、特任教授として新規講座を運営し、社会で問題になっている様々な臨床事例を取り上げました。救急医療の問題、産科のたらい回し事件などです。政治との接点もできました。２００９年の新型インフルエンザ発生の時には、当時の舛添要一厚労相に医学界の最新データや論文を紹介するような助言活動もしました。

2
3・11で学んだこと、そして医師の使命

――そして、２０１１年３月11日、東日本大震災が起きます。この体験も上さんには大きかったと。

上　その日私は埼玉県行田市の病院で内科の診察をしていました。大変な揺れでしたが、このような非常時には非常勤の医師は全く役立ちません。何をしたらいいのかわからないまま帰宅、家でもボーッとしてましたが、翌12日、友人の医療ジャーナリストから電話をもらいました。「今こそ上さんのネットワークを使って災害に立ち向かうべきだ」。この一言が私にギアを入れました。

――ギアが入り、何をされた?

上　まず取り組んだのは、福島県いわき市からの人工透析患者の搬送です。慢性腎不全の患者は週に3回ほど透析を続けなければ老廃物が除去できず、尿毒症に陥り、命にかかわってきます。現場での対応ができなくなり、交通網が寸断される中、搬送先や搬送手段確保のお手伝いに奔走しました。知人の医師、信頼できるメディア関係者と地震医療ネットワークも起ち上げました。情報を共有し皆が自己責任で自分でできることを行うための情報の入手、公開が狙いでした。ここでもいくつもの小さな成功事例を積み重ねることができました。不足する医師の派遣も行いました。私自身も数年間は月に半分は現地に入りました。どっぷり地方に漬かったのはあの時は初めてでした。一人一人の患者さんを診察しながら、その悩みを一緒に考えていきました。どういう地域で、どういう家庭環境に育ったのか、まで伺いました。聞いて話をする。そして、その人に適した治療を考える。それが我々の勉強にもなるし、武器になったんです。

――福島体験は今回のコロナとは関係しますか？

上 非常に関係しますね。一言で言うと、机上の空論はやめ、現場のリアリティーを重視すべきだということです。私たちは、福島県浜通り地方の医療・放射線対策支援を続けてきましたが、その際には、住民と一緒になって決断するという方針を貫いてきました。不十分な情報の中、住民と一緒になって決断することで、住民との信頼関係が構築され、決断の積み重ねが貴重なエヴィデンスとなります。臨床医というのは現場を見てリアルな体験をすることが大事なんです。福島もコロナも臨床現場のエヴィデンスに依拠した対策が重要だということでは一緒です。それがこの間の専門家会議、厚労省、感染研主導で行われたコロナ対策に致命的に欠落していたことだと思います。

――そして今に至るわけですね。

上　２０１６年3月に医科研をやめ、ＮＰＯ法人「医療ガバナンス研究所」を起ち上げました。今その理事長を務めています。医療と社会の間に生じる諸問題をガバナンスという視点から研究し、その成果を社会に発信していくのが目標です。学問の自立には、経済的自立が欠かせません。ところが、現在のシステムでは、費用や運用の面を含め、多数の障壁があります。「官」に依存することで、かえって「公」でなくなるという皮肉な事態も起こっています。財政難に喘《あえ》ぐ我が国で医療や教育を進めるには、税金に依存しない仕組みを構築する必要があります。「官でない公」を体現する新しい研究者を育てたいと思っています。

現在医師、看護師ら70名ほどの「同志」と共に働いています。やっていることは医科研時代と一緒ですが、研究・教育は医療ガバナンス研究所で、診療は「ナビタスクリニック」（上グループが経営する駅なかクリニック）や福島、仙台などの病院で従事し、中国、ネパール、英国との共同研究も進めています。

――あなた自身は理事長職だけでなく、まだ臨床医も続けておられる。

上　週2回、新宿のクリニックと以前からお世話になっている埼玉県行田市の病院で、外来診療をしています。実は、私が今回コロナの問題でこれだけ発信するのも、目の前の患者さんたちがものすごく不安を感じているからです。彼らを安心させるために、一体新型コロナとはどんなウイルスなのか、どう対処すべきか、今の日本のやり方でいいのか、と現場での診療の必要性から論文を読み込み、勉強を始めた、ということなのです。

――医師として「師業」というものにこだわっておられるとか。

上　医師はプロフェショナルでなければなりません。その語源は「profess」です。「pro＝前」で「fess＝告白」することです。中世の欧州で、医者、法律家、聖職者が養成機関を卒業し、その職に就く前に神に対して自らの専門技能を用いて社会（医師の場合は患者）のためにベストを尽くすと宣誓することに由来します。現代においてはコンサルティング会社「マッキンゼー・アンド・カンパニー」中興の祖であるマービン・バウアーがプロの条件を定義しています。つまり、プロとは、自分の専門的知識、教養、技能をフルに生かして顧客であるクライアントにベストを尽くすこと、その際に報酬はいただくが、情報の非対称性があるため、自己規律が必要で、絶対に悪いことはしないことだと。全くその通りだと思います。

――コロナでは、その「師業」のあり方、プロの条件が踏みにじられたと。

上　例えば、当初専門家会議はPCR検査を受ける際の目安として、「37度5分以上の発熱が4日間以上続く場合」としてきましたが、この措置が「師業」逸脱、プロ原則放棄の典型でしょう。この縛りのためにどれだけの患者さんたちが検査を受けられないまま放置されてきたか。検査を抑制する、という厚労省・感染研側の検査能力の限界、病院ベッドの余裕確保、つまり供給側の事情のみを優先したもので、需要側、クライアント、患者さん側の事情をほとんど黙殺したものでした。どう見ても「師業」にもとる悪いことをしていたと思います。

　ああいうものに唯々諾々として従うのは、本来の医師ではありません。医師はナチスの命令でも抗わなければいけないものなのです。１９４６年のニュルンベルク裁判では、人体実験と強制不妊手術を行った医師７人が絞首刑になりました。政府からの命令で個人が取った行動の責任が問えるかどうかが争点になりましたが、最終的には医師の職業規範が優先され極刑に処せられました。

　ここまで上氏の人生の足跡を振り返ってきた。灘高、東大医学部、第三内科というエリートコースからいかにドロップアウトしてきたか、その経緯を知ることができた。研究医としての栄達ではなく、目の前の患者を助けることを使命とする臨床医の道を選んだところに、彼の人生の岐路があったこともよく理解できた。

東大医学部全共闘からは権威を根底から疑う思想性を引き継ぎ、オウム真理教事件からは地に足の着いた医道の必要性を学び取り、３・11以後の福島からは現場主義の重要性を痛いほど感じてきた、という。

「本気でやる人間が一人いれば、物事は半ば終わったようなものだ」とも言う。国松孝次・元警察庁長官が上氏に語ったことだ。国松氏は警察庁退官後はＮＰＯ法人の理事長を務め、救急患者の救命率を向上させるためのドクターヘリの普及に貢献した人物である。一切の名誉職を断り、この仕事に専念、２００１年に岡山県で最初のヘリ推進事業を始めて以来、すでに43都道府県で53機が配備されるに至った。上氏にとっては東大剣道部の先輩にあたる。上氏の座右の銘であり、若い人に話すチャンスがある際にはこの言葉を贈ることが多い。

私にもよく理解できる言葉である。政治の世界も同様で、政局や政策を動かすために必要なのは、同志や部下の数ではない。少数でもこの人のためには、あるいはこの政策実現のためには本気でやる、という人間がいるか、いないか、である。

上氏の臨床医としての誇りと使命感、そして、日本の医療改革に本気で取り組もうとする覚悟も感じることができた。上氏を英雄視するつもりはない。だが、彼の日本のコロナ政策、特にＰＣＲ検査不拡大路線に対する仮借ない批判の原点についてはつかめたような気がする。

第4章

コロナウイルスの謎を解く

最新情報と必須の対策

この章でまず聞きたいのは、新型コロナ治療薬とワクチンはどこまで期待できるのか、ということである。コロナ発症後の治療薬としては富士フイルム富山化学のアビガンや米国ギリアド・サイエンシズ社のレムデシビルなどの名前が挙がっており、発症予防薬としてのワクチンについては、欧米中ロ各国が莫大な費用と人材を投入して開発競争に血道を挙げてきた。

アビガンについては、富士フイルム富山化学が10月16日、厚生労働省に製造販売の承認を申請した。安倍晋三前首相自らが5月の記者会見で「今月中の承認をめざしたい」と明言していたものだが、治験参加者が想定通り集まらず、ようやく申請の運びになったものだ。治験（臨床実験）には156人が参加、アビガンを服用すれば解熱や肺機能の改善が進みPCR検査の結果が陰性になるまでにかかる日数の中央値が11・9日で、偽薬を飲んだ患者より2・8日短くなった、という。11月にも承認される見通しのようだが、決して多くはない治験数と2・8日という改善短縮期間を総合的にどう評価するか。

アビガンはもともと、動物実験で胎児に奇形が出るおそれがあるとわかっており、妊娠中やその可能性のある女性らには使えないという限界もある。

また、日本でコロナ治療薬として特例承認されているレムデシビルについても、ＷＨＯが10月15日、ＷＨＯが主導する世界30カ国の病院での国際的な治験結果として、他の３薬と共に患者の死亡率や入院期間を減少させる効果が「ほとんどないか、全くなかった」という暫定的な研究結果を発表した。３薬は、「インターフェロンベータ 1a」と、すでに治験停止を明らかにしていた「ヒドロキシクロロキン」、「ロピナビル・リトナビル」。いずれも、マラリアやエイズウイルス（ＨＩＶ）など、もともとは他の疾患やウイルスに対する治療薬として開発されたもので、新型コロナへの効果が期待されていた。こういった事態を上氏はどう見ているのだろうか？

1 ワクチンに過剰な期待は禁物

――レムデシビルとかアビガンは本当のところ、治療薬としてどの程度期待できるのでしょうか?

上　コロナ治療の特効薬というのはありません。有効性が確認されたと言われたレムデシビルでさえ、WHOの国際的治験では効果がほとんど見られない、とされました。そもそも説得力のある治験結果を出すためには、膨大な数の患者さんが必要です。だから世界のメガファームはあたかも漁師のように患者がいるところを目指して世界中を転々とするんです。中国のワクチンメーカーが南米で大々的に治験をやったりしています。

アビガンの富士フイルムはそんなノウハウを持ってませんよね。国内で少数しか治験していないのに承認を出す。こういうことが、将来的に信頼を損ねていきます。実際に効くかどうかわからず、効かない薬を効くと言いかねないからです。富士フイルムが国内で実施している治験は、登録患者数が156例で、単盲検（プラセボを用いているものの、医師には自分が担当する患者がアビガンかプラセボのどちらに割り付けられたかわかる）、かつ軽症者を対象にしています。医学的に信頼性が低く、かつ重症者に使えなければ、薬の意味はありません。実は、富士フイルムはクウェートでも臨床試験を実施しています。その治験デザインは日本とは全く違います。重症者を対象としており、二重盲検で、目標症例数は780例です。日本でのアビガンの治験は、厚労省もグルになった承認ありきの出来レースと考えています。これでは世界から信頼されません。

――ワクチンはどうですか？　直近のニュースでは、米ファイザーと独ビオンテックがワクチン候補の臨床第3相試験の中間解析結果として、90%を超える予防効果が確認されたと発表（11月9日）しました。必要な安全性データがそろい次第、月内にも米ＦＤＡ（食品医薬品局）に緊急使用許可を申請すると言っています。

上　ファイザーの中間解析は大きな一歩です。ただ、あくまで中間解析であること、および、感染者を減らすだけなので、果たして重症者を減らすことになるのか、不明です。コロナ感染の多くは無症状で、重症化するのは高齢者や持病をもった人たちです。こういう方はワクチンを打っても、免疫ができにくい可能性があります。

それから、ファイザー社のmRNAワクチンは、マイナス70度以下での保管が必要です。このような冷蔵庫は普通の医療機関にはありません。日本はファイザーから購入することを決めていますが、国内での接種体制をどう構築するか検討が必要です。

――その他のケースはいかがですか？

上　WHOによると、2020年9月9日現在、35種類のワクチンが臨床試験に入っていて、このほか、145種類が前臨床の研究段階にある、とされています。

8月11日、ロシア保健省は、国立ガマレヤ研究所が開発したウイルスベクターワクチン「スプートニクV」を承認したと発表し、アメリカ疾病予防管理センター（CDC）は、各地の保健当局に対して、11月にコロナワクチンの接種を開始できるように準備するように指示しています。ただ、ロシアが作ったワクチンに関しては、イタリアの研究者たちがロシアのワクチンの臨床研究を掲載した英の「ランセット」誌にデータが合わないと反論を送ったところ、ロシアの研究者は回答しない、と表明したということでした。こういうことでは世界の信頼を得ることができません。ロシア以外のワクチン開発についても、第3相試験（治験の第3段階）の結果が出るまでは実際に使い物になるかどうかはわかりません。

――途中で開発が中断したケースもありました。

上　9月にはイギリスのアストラゼネカ社が実施しているコロナワクチンの治験で、横断性脊髄炎と考えられる重大な副作用が生じ、治験が中断しました。このワクチンは、コロナウイルスがヒト細胞に侵入するのを助けるスパイクタンパク質をコードする遺伝子を、風邪の原因となるアデノウイルスに移植したものです。強い炎症反応が生じるため、海外の治験では1日4グラムのアセトアミノフェンを併用することが推奨されていました。私はこの4グラムというのが気になります。この薬剤を日本で処方する際の使用量は通常、成人では1・0〜1・5グラムだからです。

4グラムというのは、最大許容量であって、高齢者や小児に処方する量ではありません。これだけの解熱剤を使わなければ、接種に伴う炎症反応をコントロールできないということは、すごい炎症反応が起きるワクチン、とても強いワクチンということなんです。当然副作用や合併症のリスクが高くなってくると言わざるをえない。恐らくワクチンで開発に成功するのはごく一部で、しかも時間がかかることが予想されます。

――はっきり言えば、あまり期待できないということですか？

上　コロナワクチンの効果以前の問題もあります。免疫性と再感染の問題です。最近になってコロナの再感染が、複数報告されています。8月末にアメリカのネバダ大の医師たちが報告した25歳男性の症例は要注意です。この症例は、4月に初感染し、その48日後に2回連続で陰性と判断された後、6月に再度、陽性となりました。感染したウイルスはシークエンスされ、4月と6月のウイルスゲノムの間には有意な遺伝的不一致があったことがわかっています。

注目すべきは、再感染時の症状です。詳細は不明ですが、初回感染より、再感染のほうが重症だったというのです。つまり、実際に感染しても十分な免疫がつかないことを意味しています。これは季節性コロナウイルス（新型でない）の免疫に関する報告とも一致します。9月14日、オランダの研究チームが、イギリスの「ネイチャー・メディシン」誌に発表した研究によれば、季節性コロナに罹患しても、半年程度で感染防御免疫はなくなり、4種類の季節性コロナのうち、ある1種類の季節性コロナに罹っても、ほかの季節性コロナの感染は防御できなかった、というのです。新しいコロナと言えどもコロナの一種なので、ワクチンの効果は極めて限定的なものになる可能性が高いと思います。

皆さんが一冬に何度も風邪をひくという経験とも合致する話です。現時点で、ワクチンの開発成功に過大な期待は抱かないほうがいい、と考えるのはこれらの事例があるためです。意外とこういうことが国民に伝わっていません。日本もいつまでも、ワクチンさえできれば万々歳という調子で議論をしていてよいのでしょうか。もしかしたらワクチンはできないかもしれない。それならば、別の対応を取らなければいけない、ということも念頭に置くべきです。

――それにしても日本人にはワクチン待望論が強い。

上　統計的にはそうでもないようですよ。WHO、国連が出したデータの中で世界で一番ワクチンを信頼していない国は日本と出たんです。興味深いデータでしょう。ワクチンを信頼していないという回答が日本以外の国で多かったのはドイツやフランスでした。戦敗国、戦勝国の差はありますが、共通点はあの第2次世界大戦で辛酸を嘗《な》めた国々です。70歳代、80歳代の戦争経験者では特に信頼度が低くなっています。これをどう考えるか。

――上さんはどう思われる？

上　ワクチンに留まらない問題が背景にあるような気がします。国家に対する信頼度全般の問題です。戦争体験からくるものです。日本の場合は、後から振り返ればとても勝てるわけがないとわかっていた戦争に雪崩れ込み、開戦の翌年からはもう負け戦になっていたにもかかわらずそれを大本営発表で誤魔化し、本土空襲でほとんど国民を守ることができなくなるまで闘い続け、最後は2つの原爆投下で完膚なきまでに敗北しました。その戦争責任問題が日本人の手によってしっかりと総括されたかといえば自信がありません。

国民の深層心理にそのことによって刻み込まれたもの、つまり、国家への不信が、様々な局面で出てきているような気がします。もちろん、国家側もその不信を解消させようと、戦後いろいろな手を打ってきました。例えば、国民皆保険制度というものがあります。1961（昭和36）年にスタートしたものですが、その基盤となった国民健康保険法は岸信介政権の1958（昭和33）年に成立しています。確かに、日本が誇るべき仕組みではありますが、戦後に国が国民に対して謝罪したという見方もできるんです。戦勝国であった米国にはない制度です。同じ戦勝国でも戦闘の直接被害を受けた欧州にはある制度です。

——戦争による国家不信という深層心理の問題です。ワクチンへの信頼度の低さにもそれが現れている、ということですね。他にもありますか？

上　ある財務省事務次官経験者と話していた時に感じたものがあります。彼は主税畑の人でしたが、こう言っていました。戦争体験のある父親が「国を信頼してはいけない」と死ぬまで言っていたが、税を取る立場になってそれがよくわかったと。皆保険もやってきたし、所得税もずっと下げてきた。だけど、増税になるとそうはいかない。大平正芳政権の一般消費税、中曽根康弘政権の売上税……と消費税を上げようと思うと、内閣が倒れた。何度倒れたことか。まだまだ許してもらえていないんだなと。

国家の信頼というのはとても大切だ、と言っていましたが、なるほどと思いました。昭和30年代から40年代はまだまだ戦争が身近にあった時代で、戦争で生き残った人たちが社会の中枢を占めていました。この世代は国家のやることに対して強い警戒心を持っていました。だから、池田勇人首相とか田中角栄首相の時代は、財政拡大型の政策しか取れなかったんだと思います。逆に言えば、国家への信頼度の高い国では消費税も高いですね。北欧がそうです。コロナの被害も欧州の中では軽いほうでした。

――ワクチン開発はあまり期待できない。開発されても再感染の問題がある。国民の信頼度もまた高くない。となると、集団免疫のスウェーデン方式が浮上してきます。

上　スウェーデンは、国民との一体化が行き過ぎたケースでした。むしろ、適切な防御をしなかったということになります。極端な集団免疫は国民を不安に陥れます。高齢者には死のリスクが高いからです。そこが経済活動に負のウエートをかけます。41ページの図表にも出てきますが、スウェーデンはコロナ死者数、経済成長で、隣国であるノルウェーやフィンランドに圧倒的に負けることになります。

2 コロナ時代への提言

――そもそも新型コロナウイルスとは？

上　普通にいる風邪のウイルスの１種ではあるのです。でも全く新しいタイプになってきたので人間が免疫を持っていなかった。だから、免疫反応が出るまでに時間がかかるのです。普通風邪のウイルスはのどや鼻にしかいないのですが、コロナの特徴は、のどだけではなく血管内や様々な全身臓器にまで感染、影響を及ぼすことです。

血管炎を強く起こします。川崎病や腎臓疾患が起きやすくなります。最近の研究で、心筋にも炎症を起こすことが明らかになったのはこれまで申し上げてきた通りです。全身のあちこちにこんな多様な炎症を及ぼすウイルスは経験がありません。普通の季節性のコロナウイルスと違うところです。もちろん、まだ解明されていない部分が多いことは否定できません。

——感染力については？

上　これがまた極めて強いんですね。無症状の人がスーパースプレッダーになって大勢にうつしてしまう。重症急性呼吸器症候群（ＳＡＲＳ）とか中東呼吸器症候群（ＭＥＲＳ）、インフルエンザよりはるかに広がっています。なぜ強いかはわかっていません。

——過去の感染症の中でどういう位置づけですか？

上　感染力が強いウイルスと、広がりやすいウイルスというのは違うのです。例えば麻疹ウイルスは感染力が強いが、広がりにくい。空気感染で遠くまでウイルスを持っていくのですが、人間の体内に入ると激烈な免疫反応を起こし、周りが警戒するので、結果的にあまり広がらないのです。それに比べて結核とかエイズ、肝炎は、すぐには症状が出にくいものですから気が付いてみたら静かに広がっている、ということが起こるのです。新型コロナウイルスは、この両方の性格を兼ね備えています。感染力が強いうえ、つまり、唾液などの空気感染でうつりやすいのに加えて、しかも無症状や軽症が多く、警戒されないので、とても広まりやすいのです。

――過去に新型コロナに似たウイルスはありましたか？

上　無症状の人から唾液で感染してしまう、というのは初めてだと思います。エイズや肝炎は性交渉で感染しますが、新型コロナは人と人が距離を置いても、唾液の飛沫によって感染してしまうのです。そして、感染の多くが無症状です。この２つが新型コロナのポイントだと思います。

——コロナウイルスの研究はどこが一番進んでいますか？

上　ダントツに米国と中国です。

——両国からは、日進月歩で新しい研究成果が出ている、と聞きますが？

上　はい、そうです。中国というのは我々から見れば超大国ですが、自意識としては、まだ遅れてきた途上国であり、世界に認められたいという気持ちが非常に強く、明治期の日本のように国際標準である世界ルールをどこよりも守り、そのルールに乗っ取って、論文をどこよりも多く出しているのです。英米の論文誌に発表したがる。コンプレックスが強いからどこよりも徹底的にやる。日本については、これまでお話しした通りです。遅れています。論文の発表件数も少ないです。

——普通の人がコロナにかからないためには、どうすればよいのでしょうか？

上　難しいですね。とても難しいと思います。ただ、手洗いは非常に有効です。

——石鹸をつける？

上　水で十分だと思いますよ。もちろん、石鹸やアルコールを使えばもっと有効ではありますが、水だけでも結構です。マスクに関わって先に述べましたが、リスクが高いのは唾液の飛沫なんです。大声を出すところです。居酒屋とか屋形船、相撲部屋、剣道場、合唱団などです。そういうところは流行期間は避けたほうがいいと思います。逆に言うと、堤防で釣りをするとか、ジョギングするとかは何の問題もありません。3密ではありますが、満員電車や映画館などでは感染は起きてませんよね。しゃべっていませんから。

可能な予防策としては、前にも述べましたが、信頼できるかかりつけ医と親しくすること、各種ワクチンの予防接種をしておくこと、体を動かすこと、屋内で声を出して話す場面でマスクをすること、でしょうか。

――あなたの医者としてのキャリアの中で新型コロナの位置付けは？

上　びっくりしました。こんなウイルスは経験したことがありません。感染力と無症状感染者のこともそうですが、これだけ患者さんに不安を与えるウイルスもありません。私も臨床医をしているのでわかりますが、１つの病気で患者さんがここまで激減するのは初めて見ました。コロナと直接関わりはないのですが、小児科、耳鼻咽喉科にも感染を恐れて患者さんが来なくなりました。それから欧米とアジアでこんなに差が出るのは驚きました。

――コロナは安楽死問題とも関わりがあると？

上　そうです。安楽死における自己決定権についての議論が深化しました。日本でもコロナの流行で感染防止のためのオンライン診療が特例として認められましたが、米国でも対面診療が減り、オンライン遠隔診療が一気に普及したんです。となれば、安楽死の処方もまたオンライン遠隔診療で行うことが可能なのではないか、という議論が起きたのです。

——具体的には？

上　これはコロナ前のことですが、２０１９年１月に米国ニューメキシコ州で、遠隔診療での安楽死の処方も可能とする新しい法案が準備されました。米国では欧州と違い、安楽死に医師が立ち会う義務がなく、医師はジゴキシン、ジアゼパム、モルヒネ、アミトリプチリンという４種類の薬剤を水やジュースと混合して服用するように処方するだけでよく、実際に立ち会うのは家族やボランティアだけですから、法案が成立すれば、一気に安楽死のハードルが下がるところでした。

ただ、さすがにこの時点では教会系や共和党関係者の反発が強く法は廃案になりました。ただ、2020年に入ってのコロナの流行でオンライン診療が急増し、安楽死も例外ではない、という議論が広がり、2月には「終末期の医療支援に関する米国臨床医アカデミー」という団体が結成され、遠隔診療による終末期患者の診療指針が提示され、結果的にオンラインで処方された致死量の薬剤を服用し、「Ｚｏｏｍ」などの遠隔通信アプリを介してボランティアのサポートを受けて、安楽死することが可能になったのです。

これは、ニューメキシコ州では否定された法案が、オレゴン州など安楽死を既に認めている州で成立したことに他なりません。米国での安楽死のあり方はコロナを機に大きく変わることになります。これは人生の終末期における自己決定権は誰に、そして、どこまであるか、という安楽死をめぐる議論の本質に関わってくるものです。

――ところで、コロナ研究では世界の権威ある著名科学誌に目を通すことが大事だと言われていますが、あなた自身はいつから読まれているのですか？

上　それこそ20代の時から読んでます。研修医時代に黒川清・東大第一内科教授（当時）に1人の患者さんを見たらその人に関連する100の論文を読めと言われました。黒川さんは優れた腎臓内科医であるだけでなく進歩的思想の持ち主で、福島原発事故では国会が設置した調査委員会の委員長を務められた方です。患者さんのそばにいるのも大切だが、頭脳の筋トレも必要なんです。その努力をしないと独りよがりになります。それから数年間私は黒川教授の教えを守り、白衣のポケットには常に医学英単語の辞書を入れ、時間があれば患者さんの治療に関係する論文を読んでいました。今はスマホとか電子機器が身近にあるので、空いている時間に読めるじゃないですか。

――いくつフォローされている？

上　「ニューイングランド・ジャーナル」、「ランセット」、米医師会誌、英医師会誌、「サイエンス」、「ネイチャー」と、標準的には6誌です。いずれも週刊ですから分量は多く、タイトルの斜め読みも多いです。各誌の編集長がエディトーリアル（社説）に何を書くかが一番気になります。

――毎週英語で6誌も読むのは大変な作業でしょう？

上　この世界で30年仕事をしています。最初の頃は知らないことばかりで読み込むのに時間がかかりましたが、今は過去の臨床経験の蓄積のお陰で咀嚼しやすくなっています。

――どういったことが書かれていますか？

上　コロナであれば、一般読者に関心のある個別具体的な話です。コロナにもインフルエンザワクチンを打ったほうがいいのかどうか。屋外でもマスクしたほうがいいのかどうか。その種の実用的で生活感のある情報が多く、人気があります。実は、この手の科学誌や医学誌は、アングロサクソン系の人たちが仕切っています。第2次世界大戦の戦勝国支配がまだこの世界にも残っているのです。

英国の「ネイチャー」、「ランセット」、米国の「サイエンス」、「ニューイングランド・ジャーナル・オブ・メディシン」は、新聞で言えば、英国のFT（フィナンシャル・タイムズ）、米国のWSJ（ウォール・ストリート・ジャーナル）みたいなものです。彼らの目的は正確な情報と分析を世界に向けていち早く届けることですが、当然のことながら部数を増やして経営基盤を強化することも重要です。最近は紙ではなく、電子版が主体なので、購読者が採算分岐点を越えると、まるまる真水で増収になります。そして、アジアでは特に中国に読者が圧倒的に多い。中国のことを取り上げると部数が増えますね。従って、アングロサクソンが中国の読者を意識して作っている、という面があるのが実態です。

――日本のメディアもそうですが、世界のメディアがあなたのところに取材に来ていますね。

上　韓国、中国が多いですね。欧州からもそれなりにあるでしょうか。そして米国もです。韓国のメディアは私がPCR検査の韓国のやり方を褒めたこともあるのではないでしょうか。中国のメディアは自分たちがどう見られているかに関心があります。私は、中国の科学のレベルが上がっている、躍進していると率直に評価しています。

――なぜ彼らはあなたのところに来るのですか？

上　日本の医師、学者の中で政府と違うことを独自に言うところに希少価値があるのでしょうか。彼らに言わせると、専門家や有識者と言われる人たちから取材しても、政府の代理人みたいなことを言う人ばかりで、独自の見解をロジカルに言ってくれる人が少ない、ということのようでした。私としては、主要な医学誌や科学誌から得た情報を私なりに整理してお伝えしているだけなんです。

ただ、忖度する人も組織もいませんから思い切ったことは言える環境にあるかもしれません。この私だって東大の医局や医科研に所属していた時は、外に向かってそういう発言はできませんでした。自分はどんなに批判されてもいいのですが、お世話になっている方々にクレームを持ち込むような人たちもいたので、ある程度は抑えることもありましたが、独立するとやりやすくなるのです。

――原子力ムラと感染症ムラとの共通点は？

上 体質は同じだと思います。まずは、下流の組織が自民党の集票機構になっている点です。電力業界もそうですが、感染症ムラも、検査業界が自民党の国会議員を出しています。補助金まみれであることも似ています。ムラとして使命は終わっているのになかなか崩れないところも似ています。

――ムラが国を亡ぼす?

上 滅ぼしますよ。検査ムラとか感染症ムラが。そのことを誰も言わないんですよ。

――コロナ後の世界。上さんはどう見ますか?

上 人間の本性はそんなには変わらないと思っています。オンラインはツールとしては利用するようになるでしょうが、人と人との接触という本質的な部分は変わらない、多くのことは元に戻るのではないかと思います。ただ、その間に旅行代理店とか都内のクリニックは苦境を強いられるでしょうし、ゾンビ企業的なところは倒れていくでしょう。一方で、アルコールを供する場、居酒屋みたいなところは残るんじゃないでしょうか。メソポタミア時代からやっているようなことはコロナの一回くらいで倒れるとは思えません。

——上さんは今の統治体制を「霞が関幕府」とおっしゃり、今回のコロナでその崩落の芽が見えていると言われていますが？

上　倒れます。２０１１年の原発事故で起きたのは、東電・地方の崩壊でしたが、今回は霞が関中央の崩壊です。ＰＣＲ検査の不拡大による日本１人負け現象が、霞が関官僚を軸とした日本の統治体系、私から言わせれば霞が関幕府の機能不全を露呈しました。霞が関のど真ん中で応仁の乱がおきたようなものです。ここまでコロナで１人負けしてしまった。駄目なもの、力がないものは淘汰されて行くのが歴史の教えるところです。

——何が霞が関を淘汰していくのでしょうか？

上　グローバル化ではないでしょうか。それも、中国の勃興を軸にした新たなグローバル化です。明治維新の時のペリー艦隊による米国主導のグローバル化とは異なったものです。私の持っているイメージは、例えば我々がこの場でスマホを手に取り、ウィーチャット（微信＝中国大手ＩＴ企業テンセントが開発したインスタントメッセンジャーアプリ）を使って、コロナ下のそれぞれの国の事情について、中国の人々を始め、世界に発信し、かつ世界から受信する、ということです。

要するに中国がこれだけ大きくなって、東アジアの中心は誰がどう見ても北京、上海になり、そこから1時間で行けるのは那覇、福岡、ソウルであって、むしろ、東京のある関東地方は東アジアでは地理的には田舎なんですよ。現代のグローバル化というのは、そういう認識の転換ができるかどうかで、差が出てくるものに思えます。実はこの中国中心のグローバル化が、有史以来続いてきたもので、東京が発展できたのは、むしろ中国が弱かった時期、清朝末期というレアケースに当たるという解釈もできます。江戸時代までは、京都、大阪のほうが圧倒的に大きな経済圏、文化圏を持っていました。それは中国との地政学的関係だと思います。平成の間に株価が上がった企業のほとんどが関西系でした。武田薬品、任天堂、キーエンス、日本電産などです。中国台頭で世界が新しい形でグローバル化しつつあるということに霞が関が気が付いていない、という感じがします。

——最後に提言です。今後、日本はどのようにコロナ情報を発信すべきだと思われますか？

上 実は、日本には新型コロナウイルス克服で世界をリードするポテンシャルがあります。それは国民皆保険制度です。すべての国民が一定の自己負担を支払うことで、医療を受けることができる仕組みです。新型コロナウイルスは指定感染症になっているので、診断されれば、医師は厚労省へ届け出が必要になります。普通に診療するだけでデータが蓄積されるのですが、こういったマスデータが取れるのは日本だけです。

この膨大なデータを解析して公開、多くの研究者が議論に参加し、論文を書く。

世界中で議論し、コンセンサスが形成される。エヴィデンスに基づいた政策や経営判断が可能になりますし、それこそ中国、韓国と共同で東アジアプロジェクトを起ち上げることも可能になるのではないでしょうか。

――若い人たちに言いたいことは？

上 若い人たちには、コロナ禍というこの機会に世界の議論を見てほしいと思います。自動翻訳も使えるので、どんどん海外に発信して向こうの人とやりあってほしい。海外と言っても特にアジアの人たちです。あなたの周辺に二世、三世がいるでしょう。そういう人たちと友達になって、そこから枠を広げていってほしい。すぐにできるんです。お互いに自分たちのことを言い合えばいいだけなのです。

上昌広氏にインタビューを重ねてきて感じたことが3つある。

1つは、その臨床医根性とでも言うべき医師としてのこだわりである。目の

前の患者さんをどう救済するか、という医道、上氏に言わせれば「師業」に徹してのコロナ下医療問題への批判、告発、問題提起の数々であった。それは上氏が若くして糖尿病で父を失ったこと、東大医学部時代の疑念と葛藤、オウム事件や3・11との出会い、被災地医療実践を通じて形成されたものであろう。

2つに、リベラルな歴史観とユニークな世界観である。PCR検査不足の謎をいわゆる「感染症ムラ」のサボタージュ、利権温存という切り口だけでなく、ムラのルーツを旧日本軍との接点にまで遡り、その体質問題として解き明かそうとしてきたのは上氏だけではなかろうか。グローバリズムの臍《へそ》が世界史的に再び中国に移行、むしろ東京は辺境化しつつある、という指摘も興味深い。中国や韓国とのコロナ共同研究推奨はこの認識から出てくるのであろう。

3つに、若い人たちに対する期待感、叱咤、激励である。3・11では若手医師を被災地の送り込んだ。後輩の医学生たちには、大学の奴隷になるな、自分の頭で考える力を身に付けよ、とことあるごとに指導してきた。最後の質問もその延長線上で出てきたものだ。上氏の回答は、コロナを機に、同じ問題意識を持つアジアとの積極的な対話を求めるものであった。医学生だけではなく、次代の世界を担うすべての若者に対して向けられたメッセージだと思う。

おわりに

上昌広

新型コロナウイルスが流行し、ほどなく一年が経過する。その間、世界のパワーバランスは変わってしまった。トランプ政権での米国の迷走が強調されることが多かったが、実態は違う。西欧では英国、アジアでは日本の1人負けといっていい。欧州ではドイツ、アジアでは中国が力をつけている。危機対応で、各国の実力が如実に表れた形だ。

コロナの流行が終われば、世界の状況は一変しているだろう。では、その時、我々はどう対応すればいいか。私は、今から世界に視野を拡げるべきだと考えている。

まず、やるべきは、世界のメディアに目を通すことだ。本書では、「ニューイングランド・ジャーナル・オブ・メディシン」などの英文医学誌に目を通すことの重要性を繰り返し述べた。フォローすべきメディアは、このような専門誌だけではない。

海外の一般メディアに目を通すことも推奨したい。日本のメディアを読むだけでは知り得ない様々な情報が出ているからだ。「ウォール・ストリート・ジャーナル」、「CNN」、「ロイター」、「ブルームバーグ」など多くの海外メディアが日本語版を出している。多くが無料で読める。このような媒体を読むことで、日本政府の発表や日本のメディアをフォローするだけでは知り得ない、様々な情報を入手できるはずだ。このような情報を入手したら、自分で考えればいい。そして、海外に出かけて、自分の目で確認すればいい。世界への理解が深まるはずだ。

新型コロナの流行は、日本人の世界観を変えるきっかけになればいいと私は希望している。

私が主導する医療ガバナンス研究所は、このような活動を地道に続けている。ご興味がある方は、是非、私までご連絡頂きたい。連絡先はexp-office@umin.net

だ。

最後に、平素より、私の活動にご尽力頂いている西村有代氏、三浦訓子氏、朱旭瑾氏、関家一樹氏、樋口朝霞氏、山下えりか氏、坂本諒氏（以上、医療ガバナンス研究所）、久住英二氏、濱木珠恵氏、松村有子氏、谷本哲也氏、滝田盛仁氏、山本佳奈氏（以上、ナビタスクリニック）、宮澤保夫氏、井上一氏、児玉有子氏（以上、星槎グループ）、立谷秀清氏（相馬市長）、常盤峻士氏、新村浩明氏、土屋了介氏（以上、ときわ会）、大谷喜一氏（アインホールディングス社長）、また本書の合作者とも言うべき倉重篤郎・毎日新聞客員編集委員と、編集者の向井徹氏に、感謝申し上げたい。

上昌広 かみ・まさひろ

1968年生まれ。特定非営利活動法人医療ガバナンス研究所理事長。1993年東京大学医学部卒業。1999年同大学院修了。医学博士。虎の門病院、国立がんセンターにて造血器悪性腫瘍の診療・研究に従事。2005年より東大医科研探索医療ヒューマンネットワークシステム(後に先端医療社会コミュニケーションシステム)を主宰し、医療ガバナンスを研究。2016年3月退職。4月より現職。著書に『病院は東京から破綻する――医師が「ゼロ」になる日』『ヤバい医学部――なぜ最強学部であり続けるのか』ほか。

日本《にほん》のコロナ対策《たいさく》はなぜ迷走《めいそう》するのか

第一刷　二〇二〇年一一月三〇日
第三刷　二〇二一年　九　月　五　日

著者　上《かみ》　昌《まさ》広《ひろ》
構成　倉重篤郎《くらしげあつろう》
発行人　小島明日奈
発行所　毎日新聞出版
〒一〇二-〇〇七四　東京都千代田区九段南一-六-一七　千代田会館五階
営業本部〇三-六二六五-六九四一
図書第二編集部〇三-六二六五-六七四六
印刷・製本　光邦